U0224339

"认可"丛书
02

VALIDATION
FOR FAMILY CAREGIVERS

★ ★ ★ ★ ★

认可疗法
家庭照护指南

[美] 维姬·戴克拉克·鲁宾 著　　聂永慧 叶挺锋 郭山凤 译

Vicki de Klerk-Rubin

北京联合出版公司
Beijing United Publishing Co.,Ltd.

图书在版编目（CIP）数据

认可疗法家庭照护指南 /（美）维姬·戴克拉克·鲁宾著；聂永慧，叶挺锋，郭山凤译 .-- 北京：北京联合出版公司，2021.8

ISBN 978-7-5596-5221-8

Ⅰ.①认… Ⅱ.①维…②聂…③叶…④郭… Ⅲ.①老年人－定向障碍－辅助疗法－指南Ⅳ.① R459.9-62

中国版本图书馆 CIP 数据核字（2021）第 066889 号

认可疗法家庭照护指南

作　　者：（美）维姬·戴克拉克·鲁宾
译　　者：聂永慧　叶挺锋　郭山凤
出 品 人：赵红仕
责任编辑：徐　樟

北京联合出版公司出版
（北京市西城区德外大街 83 号楼 9 层　100088）
北京联合天畅文化传播公司发行
北京美图印务有限公司印刷　新华书店经销
字数 70 千字　880 毫米 ×1230 毫米　6.5 印张
2021 年 8 月 1 版　2021 年 8 月第 1 次印刷
ISBN 978-7-5596-5221-8
定价：68.00 元

感谢 Deb Kunkel 以及与她共事的多位家庭照护者分享自己的故事。

感谢 R.J. Peters、Bernice Wollman 和 Piet de Klerk 贡献的专业知识和付出的努力，令本书更加优秀出彩。

目　录

附　录

让家庭成为爱的港湾

非常高兴椿萱茂能够引进维姬·戴克拉克·鲁宾女士撰写的《认可疗法家庭照护指南》这本书，并在中国印行。

四年前，远洋曾引进了美国著名失智照护专家内奥米·费尔（Naomi Feil）女士所著的《认可：接纳 观察 沟通 改善，有效照顾定向障碍老人》一书。作为享誉世界的失智照护理论著作，这本书的出版对认可疗法在中国的传播和推广、对那些失智长者和从事失智照护行业的人都是一个福音。

四年后的今天，维姬女士的这本专著，又从家庭护理的角度，为认可疗法做了新的补充和完善，增添了更丰富的视角、更多样的思考、更细腻的解读。

很欣赏维姬女士在本书前言中所写的一句话："通过关爱和同理心，我们能够与定向障碍亲人重新建立或以新的方式建立一种更轻松愉悦的联系。"这正是认可疗法的魅力所在。

我们应该怎样理解失智长者的行为，并产生难能可贵的同理心？也许在我们看来，那些行为是孤僻、怪异甚至不可理喻的，但是当我们涉足他们的精神世界时，就会发现其中的奥秘。

高龄是一个独特的生命阶段。行走在人生旅程的黄昏，那些未竟的遗憾、曾经的创伤、遭遇的不公，往往让长者们耿耿于怀。他们恐惧尊严、价值、地位、认知逐渐从身体里悄然离去，希冀用他们认为恰当的行为留住过往。视力衰退后，他们用心灵之眼看世界；听力减弱后，他们会聆听过去的声音；智力消失后，他们用自己的方式寻找答案。

"认可"的核心是同理心。我们不能希求失智老人们恢复"正常"、回到"现实"抑或再次"循规蹈矩"，这将让老人们产生新的情绪创伤。我们需要做的是陪伴、倾听、接纳、抚慰，在他们畅游的精神世界里，以他们的视野和思维，辅助和调整他们心灵航船的走向。

这对于他们所在的家庭，以及每一位亲人，都是至关重要的。

家庭是因血缘而形成的组织和纽带。每一个人都拥有家庭和亲人，这往往是人的生命支点和获得慰藉的港湾。对于失智长者的照护而言，家庭和亲人有着先天的、外人和照护机构无法比拟的优势和责任。

家庭是过往的痕迹。失智长者生活的空间、物品、环境，是他们长期生活习惯所形成的：那里有他们的追忆和故事，包括快乐和痛苦的点点滴滴；那里有他们熟悉的一杯一盏一桌一椅，包括衣食住行的方方面面；那里更有他们熟识的亲人，长者们陪伴长大的子女儿孙，都会让他们减少疏离感和陌生感。

家庭是情感的依托。在家庭环境中孕育的爱情、亲情，让亲人之间产生出别样的紧密联系。亲人更能理解长者们的所思所想和行为依归，更能体会明了这种行为背后的真实含义。

因此，失智长者的亲人们掌握合宜的方法，对强化照护效能意义重大。家庭和亲人在与失智长者的相伴中也更易产生同理心。

我高兴地看到，在这本书中，维姬女士用细腻的笔触和精彩的案例，讲述了如何了解失智长者的行为方式和背后含义；如何与他们做深层次的同理交流；如何在现实家庭照护的不同案例中，通过运用相得益彰的技巧，去弥合与治疗长者的心灵伤口，舒缓他们的焦虑和困惑。

相信每一个有着失智长者的家庭和他们的亲人，都能在这本书中获得丰富经验和更多灵感。

大家可能会问这样一个问题：作为一家从事失智照护的专业养老服务机构，椿萱茂为何要引入这样一本以失智家庭照护为主题的书籍。

这确实与远洋人对养老事业、对失智照护的理解和追求紧密相关。

迄今为止，远洋涉足养老事业已近 8 年。我们认为，企业应在自身成长与发展的过程中，尽己所能地推动社会的文明与进步。这不仅是有理想的企业应肩负的使命，更是整个社会对我们的期待和盼望；这也是远洋人能够沉下心来、脚踏实地为失智照护事业潜心研究的初衷。

在中国老龄化日趋严重的当今社会，养老事业应是政府、社会、企业、家庭、个人多方合力、共同参与的一项事业。特别是对千万失智长者的照护，更需全社会给予高度关注，凝聚起更多共识，探索出更多经验和方法。

在这个过程中，需要有"功成不必在我"的精神境界和"功成必定有我"的责任担当。虽都言"功成"，但"在我"与"有我"却有很大区别。前者指的是"属于我"，后者说的是"需要我"。任何一项造福全社会的伟大事业，都需要无数的组织、家庭、个人为此付出不懈的无私的努力，用一点一滴持之以恒的匠心探索，汇聚成大爱之上的洪流。

我希望，在探索失智照护、探索中国养老事业发展的艰辛路途中，远洋是其中虽然微小、却坚定不移的一员。

远洋集团控股有限公司总裁 李明

2020 年 8 月 8 日于北京

没有照护失智老人的灵丹妙药，照护本身就是灵丹妙药

健康，是幸福的起点。要把人民健康放在优先发展的战略地位，推进健康中国建设，是我们党和政府对人民的郑重承诺。没有全民健康，就没有全面小康。这一任务无疑是艰巨的，我们的事业是伟大的。

我国有世界上最大体量的老年人口。失能半失能老人约4400万，失智老人约1000万，而在册护士400万左右，全部参与老年护理也难以应对庞大的社会需求。因此，解决失能失智老人的照护问题，需要各行各业、国家、社会和家庭的共同之力以克之。椿萱茂推出的《认可疗法家庭照护指南》一书，无疑为失智家庭、护理行业、照护机构提供了又一有力手段。

回顾2015年8月，认可疗法创始人内奥米·费尔女士来京

讲学，我有幸与内奥米·费尔女士同台演示认可疗法的实践魅力。后于2017年在椿萱茂的支持下主译出版了内奥米·费尔的著作《认可：接纳 观察 沟通 改善，有效照顾定向障碍老人》，见证了认可疗法给失智老人、家庭和照护者生活带来的巨大益处。2017年9月我再次与内奥米·费尔的女儿维姬·戴克拉克·鲁宾女士同台交流，进一步加深了我对观察、理解、接纳、投情、沟通等认可疗法理念的理解。今日读到维姬·戴克拉克·鲁宾的著作译稿《认可疗法家庭照护指南》，依然有一种醍醐灌顶的开悟之感。

本书为失智家庭照护者而作，语言通俗易懂，案例丰富翔实，帮助家人以一种全新的方式与失智亲人相处。本书的目的是帮助照护者聆听失智老人的故事和历史，接受失智老人、理解失智老人，与他们交流和分享。照护者通过认可疗法，给老人带来慰藉，让老人感受到被接受、被重视，体验到价值感和满足感。从这一角度看，认可疗法是一种与失智老人的沟通交流方式，一种照护方式，一种问题解决方式。从另一角度看，认可疗法也在指导照护者如何对自己的内心和情绪进行感知、认知和表达，充满了认知行为治疗的思想，是家庭照护者和失智老人的共同疗愈之路。

当然，认可疗法也不是万能的。但认可所体现出的亲情，会让你的世界变得特别小，又变得特别大。由此，没有照护失智老人的灵丹妙药，照护本身就是灵丹妙药。

解恒革

国家老年疾病临床医学研究中心

解放军总医院第二医学中心神经内科　主任医师

中国老年保健协会阿尔茨海默病分会　主任委员

前　言

　　本书适用于定向障碍高龄老人的照护者，即女儿、儿媳妇、儿子、女婿、丈夫、妻子、兄弟、姐妹、朋友、邻居和其他"家庭成员"。无论您是家庭成员还是机构的照护人员，是负责全部照护工作还是部分照护工作，都可参考本书。如果您的亲人被诊断患有某种形式的痴呆，且她①已经 70 岁以上高龄，那么这本书可能会对您有所帮助。

　　认可疗法是一种与患有痴呆的高龄老人，在他们生命的最后阶段，进行沟通并为其提供帮助的方法。认可疗法的目标并不是要设法让定向障碍老人的状况改善，而是让身为照护者的我们通过改变自我，进入他人的个人现实世界（做出改变，进入他人的主观现实世界）。通过关爱和同理心，我们能够与定向障碍亲人重新建立或以新的方式建立一种更轻松愉悦的联系。

---

① 为简单起见，本书将通篇使用"她"称呼这类患者。当然，所有内容同样适用于男性。

这就是认可疗法能为那些在照顾定向障碍老人的过程中感到痛苦、费力和焦虑的人所提供的帮助。尽管认可疗法无法治愈疾病，但它对照护者和患者均有一定的价值。对我们而言，当我们能与他们亲密地交谈，分享悲欢，并终于理解那些看起来如此古怪的行为时，一切都是如此值得。一旦无须为改变亲人而抗争或挣扎，我们会感到宽慰。一旦我们觉得自己做得更称职，我们的自尊心就会增强。认可疗法不仅可以为老人带来慰藉，而且让他们感受到为人所尊重。被他人认同后，他们的压力会减小，会感到现在的自己被接纳和被重视。他们受到鼓励，与您沟通于他们有意义的问题时，他们会保持与人交流，而不是自我封闭。

认可并不需要花费很多时间，但对认可疗法工作者的要求确实很高。若想练习认可疗法，您必须对自己诚实，敢于直面自己的感受，先暂时抛开这些感受，并愿意坦诚地应对亲人的感受。不是所有人都愿意这样做。读完本书后，您会发现认可疗法可能适合您的亲人，但您却不愿意照做。然而，即使只是被动地了解认可疗法的理论和目标，也会影响您对亲人和自身处境的态度，并帮助您更好地应对他们。此外，如果结合认可疗法对亲人进行专业照护，当您了解了这一疗法的基本原则，对家庭成员和老人来说也很有价值。

本书无法涵盖认可疗法的所有知识，但它足以作为一本入门参考，帮助您以全新的方式与患有定向障碍的亲人相处。本书第一部分是对认可疗法的原则和理论的基本介绍。尽管只介绍部分理论，但这些内容足以引领您设定出现实的目标，并保持基本的情感姿态。接着讨论了定向障碍高龄老人行为背后的关联和意义，进而逐步说明如何对患有定向障碍的亲人实施认可疗法。第三部分则列出家人与定向障碍亲人相处的几种典型场景和认可疗法在各种情景下的应用。每种场景后面还附有注释，提供了处理困难情况的具体方法。

认可疗法的创立者是美国老年病学家内奥米·费尔（1932年生）。她发现自己所学的方法放到实践中行不通，于是开始进行试验，经过反复试错，提出一系列想法、理论和技术，并最终形成一种极具凝聚力的方法。如今，认可疗法被广泛应用于北美、欧洲、澳大利亚和日本的医院、疗养院和社区。内奥米·费尔的著作《认可：接纳 观察 沟通 改善，有效照顾定向障碍老人》（1982年，1992年，2003年）和《认可突破》（1993年，2004年）依然在广泛发行，并已被翻译成9种语言。同时还有配套的多种语言版本的入门视频，许多机构和学校会借助这些入门视频培训员工，提升员工敏感度，从而以人性化的方式服务阿尔茨海默病患者。内奥米·费尔多次受邀参与美国、欧洲和日本的电视和广播节目。她举办的讲习班每年吸引15000名专业人士和非专业人士参与。15年来，认可疗法培训学院一直致力于提供符合国际质量标准的认可疗法培训和认证，其认证得到许多专业组织和政府的认可。认可疗法培训学院还与许多国家的认可疗法授权机构通力合作。附录中将提供相关信息，您可直接与这些机构联系，可以获取更多信息、支持或培训的机会，也可以获得您所在地区的认可疗法工作者的联系方式。

第一部分

了解定向障碍高龄老人

Understanding What Happens to the Disoriented Very Old

阿尔茨海默病、痴呆、定向障碍：这些名称到底意味着什么？

　　不用查看统计数据，我们大多数人也都知道，患有某种形式痴呆的老年人越来越多——这是医疗保健系统面临的最大挑战之一。我们不仅在变老，而且 65 岁以上的老人数量也比以往任何时候都多。50 年前的平均寿命是 66.5 岁，而现在是 78 岁（德国联邦统计局）。[1]寿命延长主要得益于医疗保健得到改善且更加普及，医疗技术得到改进以及人们选择健康的生活方式。1950 年，许多人死于肺结核和"衰老"，如今这已经不再是主要死亡原因。当今社会出现了一个重要的新群体——80 岁以上的人群。社会各界均有迹象表明，我们正努力了解和满足这一年龄层的特殊需求。

　　伴随人口变化一同出现的是阿尔茨海默病患者人数也在增加。目前，德国有 70 万人被诊断出患有与阿尔茨海默病相关的痴呆。[2]这一人数预计在未来 50 年会翻一番。我没有找到 1990

---

① 根据中国国家统计局数据，2015 年中国女性平均寿命为 79.43 岁，男性为 73.64 岁。——编者注

② 目前推算中国有痴呆患者超过 1000 万，轻度认知功能障碍（MCI）患者 3100 万，卒中后痴呆患者 950 万。（Dementia in China: epidemiology, clinical management, and research advances. The Lancet Neurology, September 4, 2019）——编者注

年之前的这一数据，因为当时该诊断还未广泛应用。这意味着什么？这一疾病正在蔓延——或者简而言之，有越来越多的人患上阿尔茨海默病？有没有可能由于新技术的诞生使得诊断变得更容易，因此能确诊的人越来越多？或者"阿尔茨海默病"这一说法有变，从而使更多具有类似症状的人也被确诊？

D太太51岁时开始变得健忘，而且她因为怀疑丈夫有外遇而变得非常善妒。她开始无缘无故对丈夫发飙，会在自己的公寓楼里迷路，会毫无目的地把东西搬来搬去，然后再藏起来。有时她觉得有人想杀她，并因此而尖叫。发展到这一地步后，她被送去了精神病院。在那里，她的行为发生了变化，她变得无助，搞不清时间也不知道自己身处何处。她会随身携带床上的一些东西，呼唤她的丈夫和女儿，还会产生幻听。她的情况不断恶化，直到4年半后去世，享年55岁。离去之际，她像胎儿一样躺着缩成一团，对周围的环境毫无反应。这是100年前发生的事情。

爱罗斯·阿尔茨海默（Alois Alzheimer）是一位德国病理学家，1864年出生在巴伐利亚州的马克特布赖特。

阿尔茨海默教授在D夫人最后几年生活的精神病院里工作，并研发出检测脑细胞的新材料和新技术。他的目标是发现与各种神经精神类疾病相关的大脑异常结构。他与同事尼斯尔和克雷佩林花了15年多的时间一同出版了六卷本的《大脑皮质的组织学和组织病理学研究》。1906 年，阿尔茨海默教授首次发布其对这种疾病的研究成果，此病后来以他的名字命名。他对 D 夫人进行了尸检，然后有了新的发现。D 夫人大脑中的"神经原纤维（大脑神经细胞的一部分）出现了明显的变化。原本正常的细胞被一个或多个小纤维取代，这些纤维增粗，着色能力极强，细胞核和细胞解体；随后，只有小纤维处出现神经节细胞。整个大脑，尤其是外层，出现了因异常物质导致的粟粒样变化。神经胶质变成纤维状，许多胶质细胞出现脂肪沉积物。显然，我们面对的是一种不明疾病"。这些脂肪沉积物被称为"斑块"，而纤维团被称为"缠结"，以上是阿尔茨海默病的主要病理特征。

在阿尔茨海默教授首次发表其研究成果近 100 年之后，科学家们得以更深入地了解和记录这一疾病产生的过程，时不时会有新的发现，整个领域非常活跃。

本书的目的不是向读者提供有关阿尔茨海默病的学术信息，相关学术信息仅作为文献来源，列示于本书末尾。相比之下，疾病诊断过程进展缓慢，只能在死亡后才通过尸检和观察大脑病变来确诊。2001 年，加州大学洛杉矶分校的科学家提出了一种新的方法，他们通过一种名为 FDDNP 的化学标记物来识别所谓的"阿尔茨海默斑块"或淀粉样斑。这种示踪物分子附着在斑块上，通过 PET 扫描（正电子发射断层显像）显现出来。将来会证明

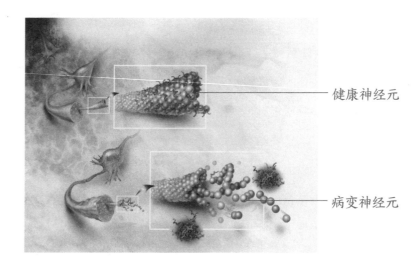

健康神经元

病变神经元

图片上显示的是健康的神经元（大脑中发现的神经细胞）和出现
"阿尔茨海默病斑块和缠结"的神经元。大脑由神经元（神经细
胞）组成，神经元会调节我们的一切行为——从基本的身体功能
（呼吸、心跳、代谢功能）到自主行为（眨眼）和自觉行为（走
到商店买报纸）。

这一方法是一种重要的诊断方法。[①]即便如此，还是经常会有意外发现。研究表明，有些人一辈子都没有定向方面的问题，却在尸检时显示大脑发生严重退化；有些患有完全定向障碍的人，大脑退化程度却相对较小。显然，一个人在晚年是否存在定向障碍还受其他因素影响。

这就引出一个问题：

什么是阿尔茨海默病？在什么情况下会使用这一说法？

"痴呆"通常是一个笼统的术语，用于描述一种综合征或一系列症状，可由多种原因引起，"阿尔茨海默病"是最常见的一种痴呆类型。大多数精神病学教科书将痴呆定义为因生理原因而导致的慢性进行性认知功能下降。记忆力、思维、定向、理解力、计算能力、学习能力、语言的使用和判断力等方面的下降都是痴呆的迹象。

应该要注意痴呆和谵妄之间有很大的区别。尽管谵妄经常与酗酒有关，但它是指在短时间内发生的认知功能下降（见上文所述）。之所以要弄清二者的区别，很重要的原因是人们有时会被误诊。例如，一个老人原本因髋部骨折被送来急诊，结果却发现存在定向障碍。在做出痴呆诊断之前，必须知道病人在急诊前是

---

① IWG-2 阿尔茨海默病诊断研究标准（Dubois et al，2014）和 NIA-AA 2018 发布的阿尔茨海默病研究框架中，基于 PET 的生物标志物检查是阿尔茨海默病诊断和鉴别诊断的重要依据。——编者注

否出现过定向障碍行为。通常，人们在遭受创伤时定向力会下降，烦躁不安，情绪激动或陷入沮丧，这是对异常事件的一种反应，这些行为不是因为大脑退化引起的。急救人员没有经过专门培训，无法辨别，因而病人通常被误认为患有痴呆。有迹象表明，急救人员已经意识到这是个问题，越来越多的老年病专家开始在急诊科提供咨询，以防止出现此类误诊。

轻度卒中的老年人有时也会被误诊。卒中的症状之一是出现奇怪的行为或谵妄。这种症状通常是急性的，即它会在发病后立即显现（而不是逐渐恶化），并且会随着时间的推移慢慢好转。轻度卒中经常就是这样发生而没有被识别和诊断。有人早上醒来时感觉有点异样、虚弱和糊涂，很容易被当作是感染了病毒、睡眠不足或心情不好……经常没有了解全貌就妄下诊断。服用精神药物甚至大剂量的抗生素会加剧定向障碍的恶化。"出现症状—进行治疗—再出现症状—再进行治疗"——这一循环可能导致越来越严重的退缩。

引起痴呆的原因有很多。下面指出了各种形式的痴呆（DSM IV 和 ICD-10），其中许多症状是相似的。

● 阿尔茨海默病；

● 酒精中毒性痴呆（科尔萨科夫综合征）；

● 多发梗死性痴呆（也称为血管性痴呆）；

- 亨廷顿病性痴呆；

- 帕金森病性痴呆；

- 皮克病性痴呆；

- HIV 感染导致的痴呆；

- 药物诱发持续性痴呆（由于长期滥用药物或对药物或毒素起反应，许多老年人会对药物有极端反应或高度敏感——对中年人而言适当的剂量可能会让老年人"中毒"）；

- 脑损伤或肿瘤；

- 内分泌疾病（例如甲状腺功能减退、高钙血症、低血糖）；

- 免疫系统疾病（例如风湿性多肌痛、系统性红斑狼疮、全身性红斑狼疮）；

- 神经系统疾病（例如多发性硬化）。

这些疾病或状况大多数都可以通过特定检查来诊断，例如血液检查、尿液分析、胸部 X 线、心电图、脑影像学检查（CT 或 MRI 扫描）。阿尔茨海默病是一种非常特殊的疾病，只有把其他所有可能性都排除才能确诊，它属于排除诊断。这种疾病是逐渐发展起来的，从 40 岁、50 岁或 60 岁时开始，然后持续恶化。那些每天都与定向障碍患者打交道的专业人士，经验丰富且观察力强，他们能发现阿尔茨海默病患者与科尔萨科夫综合征患者之间的区别，例如通过观察他们的步行方式、抱头的方式、眼神交流的方式、面部表情和语言运用等身体特征就能做到判断。

许多家庭第一次去咨询家庭医生时都怀疑亲人生病了，担心是阿尔茨海默病。医生通常会做三类评估，询问患者的病史、体检、做化验，最后借助"简明精神状态量表（MMSE）"来评估患者的认知状态。家庭照护者通常需要回答以下问题：患者身上出现了何种变化以及令人担忧的症状；患者的日常起居；这些症状随着时间的推移是保持不变还是恶化；这些症状是否影响到日常活动。医生还可能会询问家庭成员的个人病史、家族病史（包括精神疾病和痴呆）、家庭的社会和文化背景以及有关处方药和非处方药的所有信息（包括患者正在服用的维生素、矿物质和草药制剂）。

体检和化验应包括以下内容：

- 体格检查，来发现可能导致认知障碍的疾病，例如充血性心力衰竭或糖尿病；

- 神经系统检查，来发现可能影响记忆力和思维能力的帕金森病、卒中、肿瘤或其他疾病情况；

- 头部和大脑计算机断层扫描（CT）或磁共振成像（MRI）扫描，来发现大脑中与记忆相关的结构衰退（萎缩）、卒中或积液（脑积水）情况；

● 血液和尿液检查，来发现任何可能的甲状腺问题、
贫血、药物失调或感染；

● 心电图检查，来记录心脏的电活动；

● 胸部 X 线。

"简明精神状态量表"包含一系列问题和一些书面测试，旨在确定受试者对时间和地点的认知、记忆、简单的计算能力以及书写和绘画能力。在某些情况下，您的亲人可能会被转介给神经科医生或老年精神医学专家，以接受进一步的检查。

阿尔茨海默病是无法治愈的。市场上的很多药物可能会延缓疾病退行性过程，从而延长患者的寿命。历史上的第一位阿尔茨海默病患者 D 夫人只活了 4.5 年。现在，从确诊到晚期可能会持续 10 年左右的时间。

阿尔茨海默病分为早发型和晚发型两种类型，晚发型更为多见。两者有很多相同的症状，但差异也很明显。

晚发型阿尔茨海默病：

● 定向障碍发病年龄较晚，通常超过 80 岁；

● 定向障碍并不总是具有进行性或致命性；

- 语言能力可能不受影响；

- 步态（走路方式）可能像跳舞一样，或带有目的性，或恍恍惚惚，或无目的性等等；

- 面部表情多种多样，常常很情绪化；

- 情感表达随定向障碍恶化而变得强烈。

早发型阿尔茨海默病：

- 定向障碍通常在 50 多岁到 70 多岁时发病；

- 定向障碍是进行性的，会致死；

- 语言能力迅速恶化，阿尔茨海默病患者通常会快速失去口头交流的能力；

- 阿尔茨海默病患者通常走路僵直，像机器人，且毫无目的性；

- 阿尔茨海默病患者通常具有面具样面容，且通常是越往后越不会表达情绪；

- 随着疾病的发展，阿尔茨海默病患者的情绪表达会越来越少。

认可疗法创立者内奥米·费尔将晚发型阿尔茨海默型痴呆患者称为定向障碍高龄老人。之所以称"定向障碍"是有原因的。

"痴呆"（Dementia）的英文名称源自拉丁语，其中"de"意为"远离"，而"mens"意为"头脑"。费尔认为定向障碍高龄老人并不是"远离了头脑"或"没有头脑"，而是在他们的头脑中，他们进入了一个与我们普遍接受的现实大不相同的个人现实世界。当然，"现实"是基于我们的个人看法。每个人看待世界的角度不同，但总会有一个基于社会普遍认可的信念和价值观的公认标准。认可疗法理论（后文将详细介绍）将定向障碍归因于人们无法应对随着年龄增长，身体、社交和心理上累积的损失，这种无能为力会使人变得孤僻、退缩和怀念过去，过去就变得比现在更加重要、更有活力；过去就更有意义，更能给人慰藉，更有紧迫感。换句话说，相较于今天的天气或政治，二战期间发生的事情对高龄老人来说更有意义。因此，过去的个人经历变成了当下。

此时，家庭成员要意识到，早发型阿尔茨海默病患者和定向障碍高龄老年人（即晚发型阿尔茨海默病患者）之间有很大的区别——这一点很重要。定向障碍的起因完全不同。即使您的亲人可能被确诊为阿尔茨海默病，也请仔细关注诊断是如何确立的，观察一下自己的亲人，然后试图确定其属于晚发型或早发型阿尔茨海默病的行为模式。在这两种情况下，认可疗法都是改善沟通和建立关系的好方法，但在定向障碍患者身上的效果要更好、更积极。

当您的家中有这样的情况时，陪伴他们，同时处理好自己的感受

大多数家庭成员在得知自己的母亲、父亲、伴侣、朋友或兄弟姐妹患有阿尔茨海默病时，都会情绪崩溃。他们也会在了解这种怪异行为的病因后释怀，会害怕失去亲人，会因为无法治愈而绝望，会因为不知所措而无助，一时间被愤怒、沮丧、悲伤甚至绝望所淹没。要知道这些都是正常的、适当的反应，应坦然地接受它们，不要自欺欺人，要善待自己。

认可疗法最重要的原则之一：诸如愤怒、悲伤和痛苦之类的感受，一旦释放出来，就会好受很多。如果您试图压抑它们，情况会越来越糟。被克制或压抑的情绪，永远没有出口，最后会形成"情绪溃疡"，它们会在皮肤下破溃，变成脓肿，逐步溃烂。一旦"伤口得到清理"，您会感觉好得多。像护理溃疡疮面一样，定期清洁伤口，再用新的绷带包扎直至伤口愈合——这才是正确的治疗方法。

下一步就是让它敞开，让疤痕组织形成并愈合，新长出的组织一定与之前的不一样，也许更敏感，也许不怎么敏感，可能会变色或形成不同的纹理。无论如何，您一辈子都会带着这个印记，

情感上的伤口也是一样的。尽情表达就是清洗这些伤口的方式，而且还要定期休息。您需要的不单单是一次性的情绪爆发，而是经常性地释放情绪。在每一次情绪高涨时，去找有类似经历的人聊聊。生活中有一个愿意听您倾诉的人是尤为重要的。有些人能够从某种形式的心理咨询中受益匪浅，他们只是在安全的环境中表达了自己的感受。这就是重点，是自我治疗计划的第一步，要认真对待自己的需求。

尽管这听起来像妈妈级的老套建议，但请确保吃好睡好，饮食要均衡，控制糖类和咖啡因产品，要喝充分的水——每天至少1.5升。大多数成年人每晚需要 7—8 个小时的睡眠。如果您在四处奔波的情况下还只有 6 个小时的睡眠，您可能会睡眠不足，无法应付各种事情。

别忘了创造一些平静时刻，让自己真正放松下来。在浴缸中泡 15 分钟的热水澡或听听自己喜欢的音乐，可能就足以让您恢复精力。

如果您自己情绪不稳，您就无法帮助患有定向障碍的亲人。有时您可能感觉没有时间照顾自己。如果亲人让您彻夜难眠，或者您觉得自己整天都得密切关注她，那让自己放松似乎是不可能的。

附录中提供了处理此类情况的一些实用技巧和建议，希望一旦开始采用认可疗法，这样的紧绷时刻会越来越少，处理这些问

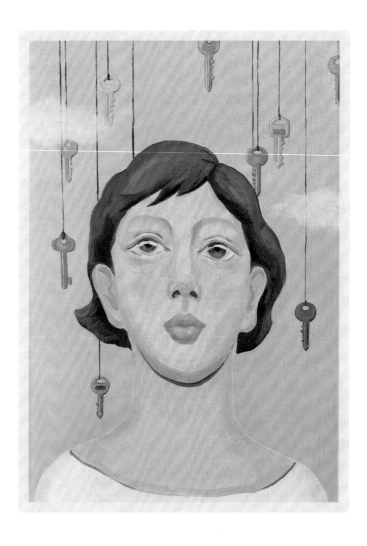

题时，您的压力会减轻。

　　处理自身情感的一个重要步骤，同时也是最困难的一步是接受定向障碍亲人的现状，无论是早发型还是晚发型阿尔茨海默型痴呆，都不能指望她改变并"恢复正常"，其行为模式已经发生了变化。如果您希望并努力让亲人按您的希望行事，您会感到失望，这对您的亲人也不会有任何帮助。如果亲人不作出改变您就无法接受她，那么您就无法克服自己的情绪问题，您会不停地碰壁并感到挫败。认可疗法工作者会接受人们当下的现状，而不是试图改变他们。接受他们的现状是很难的，因为从某种意义上说，这意味着要与您所爱的人说再见。

　　许多家庭成员认为，让定向障碍患者"回到现实"是更好的做法，实际并非如此。想想这对您所爱的人意味着什么——在我们所谓的现实中，她几乎毫无价值，不太中用，没有权威或尊严。现实中没有什么事情值得她牢牢把握，而过去的力量却很强大。老人的需求与年轻人的不同，我们认为重要的事情对他们来说不一定重要。

　　定向障碍患者经常表达以前从未表达过的感受，家庭成员可能会对此感到惊讶，甚至是不安。接受这些感受颇具挑战性，尤其是这些行为可能是专门针对您的。"那不是我爸爸。""他不讲道理。""我想帮忙，但他不让。"这三句话很常见，也反映出接受定向障碍亲人的确是一件很难的事情。没关系，您的父亲已经跟从前不一样了，他不一定还对父亲这个角色感兴趣，生活中的其他事情和时光也许对他更重要。只有往事才能触动他的情感，多年来隐藏的事情最终浮出水面，叫嚣着要他关注。他之所以要表达出来是因为隐藏会使他受伤。您所谓的"帮忙"可能实际上一点用都没有。如果您想让他按某种方式或试图让他直面自己的失败，那他一定不会配合。帮助他的最好方法是让他尽情发泄。

定向障碍患者的家庭照护者需要学习一些自助技能。他们需要学习如何处理自己的感受，避免将其投射到定向障碍亲人身上；他们需要学习如何抛开自己的感受、评判和忧虑，以便能观察得更准确，聆听得更精准；他们需要寻找一些支持体系，因为他们无法独自应对。认可疗法被证明对许多人有帮助，因为它教会人们如何集中注意力，如何通过观察了解定向障碍老人的行为，并提供与这一群体沟通的特定技巧。

认可疗法原则：换一个角度了解定向障碍高龄老人的工具

认可疗法的一切行动都要遵循一定的原则。这些原则可以帮助您换个角度看待患定向障碍的亲人，选择与其沟通的最佳方式。慢慢阅读每条原则，然后思考如何将其付诸实践。

每个人都是有价值的，包括定向障碍患者。

即使当今社会老年人和身体虚弱者受到轻视，我们一定不要认为自己的亲人没什么价值。她活到了这个年纪，积累了丰富的经验和智慧，这些都是重要的财富。现代西方社会不再重视因年龄增长带来的智慧，相反地，更重视青年和生产力。随着价值观的转变，我们失去了坐下来聆听历史故事的乐趣，失去了从我们最伟大的知识和灵感源泉——从长辈那里倾听历史的机会。他们的这些知识并不会随着定向障碍病情的发展而消失，无论我们听或不听，这种智慧通常有一种诗意的表达。

定向障碍老年人智慧的实例

"善意是连接你我的通道。"

"疯狂未必是坏事。这样人们就不会有过高的期望。"

"我需要我的母亲，所以她就陪在我身边。"

"我有头脑，但那都是过去的事了。"

"这是我一生的阴影。"

"我的想法在另一个地方，在这里我什么都没有。"

"我健忘，是因为我的思考很深刻。"

"每当想起过去，我都会迷失自我。"

"痴呆的人不会与他人交谈，而是思他人之所思、感他人之所感。"

"如果您能倾听并理解痴呆患者的所有不同寻常之处，那说明你们处在同一波长。其他人还在短波频段，他们还没做好接受的准备。"

尊重定向障碍患者，向他们表达敬意。

应接受定向障碍高龄老人的现状。

无论多么奇怪，他们的行为背后都有一个非常真实且重要的原因。这是疗愈过程的一部分，试图改变是无济于事的。现在似乎与您的感受、您了解到的或学习到的内容完全相反。没关系，除非别人自己想做出改变，否则您是无法改变另一个人的。定向障碍老年人也是如此，我们无法改变他们。您的目标是与这个人建立更好的关系并与之沟通，而不是改变其行为。您要做的第一步就是接受他们，这样您会更好受些，最终您和定向障碍的老人才能建立起更好的关系。

这也意味着您必须放手，母亲或父亲已经不再是之前的那个她（他）了。这是告别的第一步，可能会很痛苦或很艰难。但要意识到这是您的必经之路，这与您的亲人当下的经历或需求有很大的不同。您要有意识地去期望让亲人"做她自己"，因为这样，您才会感到更加自在。我不是在贬低您的失落感或需求，但是试图让亲人适应您的需求根本不现实，这样无济于事，只会让所有人感到更难受。正如我之前说过的，您的需求也很重要，请不要忘记它们，但要努力地用一种对自己和亲人都有益的方式来进行。纠正亲人的行为或试图让他们按某种方式行事只会带来挫败感、退缩、困惑，导致您的亲人怒气爆发和缓慢退化到更加严重的定向障碍。

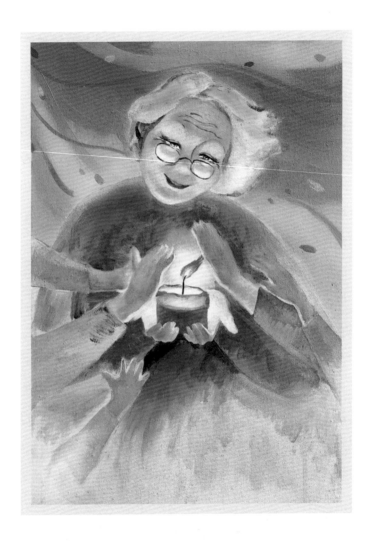

高龄老人的行为背后皆有因可循。

　　我在上文提过，无论定向障碍老人的行为多么奇怪，其背后都有非常现实和重要的意义。我指的是那些最适用于认可疗法的定向障碍老人，即那些因无法应对年龄增长后出现身体、心理和社交"损失"而患上定向障碍的人。这些人正处于内奥米·费尔所说的生命最后的"解决阶段"，他们正在为死亡做准备。他们丧失了认知能力，似乎仅"专注"于解决未竟之事，缓解无聊感，享受愉悦的经历或摆脱当下现实的痛苦。（这一过程类似于青少年积极寻找身份认同并反抗权威，或者类似于老年人往往喜欢反思过去。这不是经过深思熟虑的计划，而是走到人生某一阶段触发的原始驱动力，属于个人的身体和情感特征。）从他们的角度看，他们的行为有意义且有目的性。从照护人员的角度看，通常很难发现其目的和行为之间的联系，这是认可疗法受到关注和发挥作用的原因。通过认可疗法，我们密切关注这些联系，进行探索，将它们视为极其重要甚至比日常现实更重要的事情。我们走进定向障碍老人的个人现实世界，只是为了陪伴他们，让他们不孤独，且有机会表达自我。这样我们便可以更好地了解他们，并建立起温暖而具有滋养作用的关系。

　　定向障碍高龄老人正处于生命的最后阶段——解决阶段，并试图在这一最后阶段解决未完成的人生任务、危机或其他事情。

根据认可疗法理论，高龄被视为人生的一个独特阶段，具有重要的人生任务——在离世之前解决未完成的"事"。你我都有过脑海里闪现过往未竟之事的经历，那些回不去的"本该"和"如果"，依然会让人耿耿于怀。自己犯的错、当初的争执不休、遭遇的不公正、体会过的恐惧或创伤——这些在当时被搁置或压制，没有得到妥善解决的事情如今又卷土重来。这些是我们所说的高龄老人未竟之事的一些示例。与这些记忆有关的强烈感觉再次涌上心头，比起将事情搁置一边的需求，问题没有解决的不快更加强烈。生命最后阶段的抗争在于试图在某种程度上解决问题，换来心安。这与社会对高龄的看法截然不同。根据认可疗法理论，高龄老人有一项重要的任务，我们不仅应该重视它，而且应该陪伴和帮助他们完成这一任务。我用"陪伴"这个词是因为我们不能引导、领导、推动或代替他人完成这个任务。我们所能做的就是陪伴，给予同理心，感同身受，通常这样做就足够了。

当近期记忆丧失，老年人会试图通过回忆更早的事情来恢复生活平衡。

事实上，近期记忆会随着年龄的增长而消退。近期记忆或短

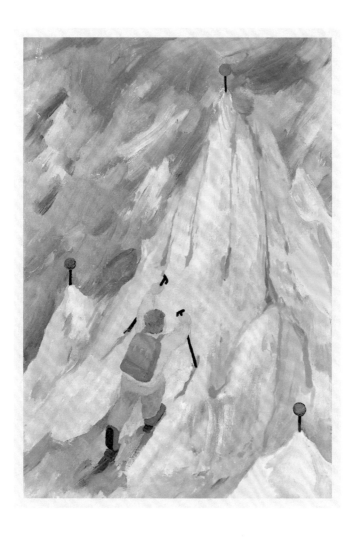

期记忆是记忆的一部分，负责处理尚未转为长期记忆的信息。例如记住在聚会上认识的人的名字、去超市想买的东西、今天早上的早餐等。

而长期记忆的例子有：我 4 岁生日会上的蜡烛是大卫吹的、12 岁时被学校恶霸殴打的情景、婚礼当天的记忆等。长期记忆通常与情感事件有关，并且到高龄时仍一直保持活跃。因此很容易想象，充满情感和意义的、活跃的长期记忆会在高龄时常常涌现。正如我之前所说，回顾往事并解决未竟之事是这个生命阶段很自然的一部分。

除此之外，许多老年人的视力和听力都下降，也就意味着周围的信息对他们而言并不那么敏锐或清晰。由于各感官的退化，他们对周围环境的意识常常会减弱，现实对于他们来说是如此暗淡无光，而过往却历历在目且充满活力。不仅从身体上，而且在心理上，现实常常令人痛苦：像废人一样坐着，没有人倾听，不受人重视，因缺乏刺激而感到无聊；如果被送到养老院或其他机构，周围也都是定向障碍患者、陌生人、工作人员，不知道自己置身于何处；等等。陷入很久以前的美好回忆是多么容易理解且轻易做到的一件事，现实无法令人忍受，过往便成他们的避难所。

视力衰退后，他们用心灵之眼看世界；听力减弱后，他们会聆听过去的声音。

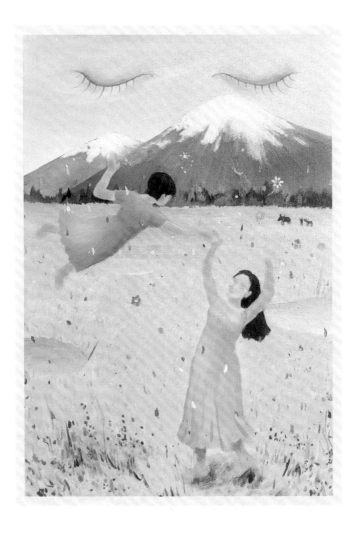

这一原则是有生理基础的，即每个人都可以通过简单的思考来刺激感官记忆。尝试做以下训练，阅读下列句子，慢慢回想。

- 回想您上一次走进面包店，新鲜的面包从烤箱中端出来的情景；
- 回想酸柠檬糖的味道；
- 回想妈妈的声音；
- 回想日落的颜色。

如果您能闻到、尝到、听到或看到这些东西，您正在刺激自己的感官记忆。当我们做白日梦、感到无聊或回想某种愉快或不愉快的情景时，我们会自然而然地这样做。人们通常会回想那些未完成或未解决的令人不快的事情。我们好好想想这些事情，然后思考如果重来我们会换哪一种做法，怎么做得更好，或者怎么如愿漂亮地翻盘。定向障碍老人也常常这样做，因为他们努力在离世前寻求和平，因此紧迫感更强。

当定向障碍老人声称自己看到或听到某些不存在的人或物时，请记住这一原则，这很重要。在重现当时场景的过程中，他们唤醒了当时的视觉或听觉记忆。由于他们抛开了当下的现实，因此过往变得更加具有活力，需要解决、退缩、重温、释怀。定向障碍老年人之所以会呼唤过去的人或事，是为了满足此刻迫切的需求。

人常常同时处于不同的意识水平。

我们常常不会意识到日常生活中的这一有趣现象。意识水平的两个极端是无意识和超意识：夏季在阳光明媚的温暖的海滩上昏昏欲睡，或者走在陌生城市里的一条黑暗、陌生的街道上。通常，当我们处于迷迷糊糊的状态（沉睡或半睡半醒）时，我们身体的一部分会保持警觉，以防发生意外或潜在的危险。有小孩的人都懂得沉睡时被婴儿的啼哭惊醒的感觉。这种意识的双重性很重要。对于定向障碍高龄老人，当他们通过"心灵之眼"回忆故人时，他们会发挥这种同时处于两种意识水平的能力。他们一方面"看到"了自己想念的人，另一方面又在某种潜意识上知道此人根本不存在。

内奥米·费尔讲过一个养老院里的老妇人的故事。这位老妇人指着一扇"空"门，说："看，那是我妈妈。我要去找她。"护工对她说："史密斯夫人，您今年89岁，您母亲过世很久了。"这位老妇人答："好吧，我和你都知道，但是我妈妈不知道，所以我才要去找她！"

对照护人员来说，要相信定向障碍患者在一定程度上了解现实的"真相"，这一点很重要。切勿撒谎或假装看到那些原本就不存在的东西，切勿与定向障碍患者一起玩"幻想"的游戏。她知道真相是什么，她在前意识层面上知道你是假装还是说谎，不要破坏彼此间的信任。

面对痛苦的现实，一些老人会选择以退缩和唤醒过往记忆的方式支撑余生。

面对生活中的困难时刻，我们都会在某种程度上采用这一应对策略。当痛苦或困难袭来，我们会退缩。有些人会比其他人更频繁地使用这种应对机制，有些人能够完全抑制和忽略当前的现实，尤其在创伤性事故现场或碰到无法摆脱的不快情况（一次冗长而无聊的会议）时很常见。如前所述，高龄老人会选择解决、退缩、重温、释怀。从一个让人感到被孤立、被误解、被看轻以及被欺骗的现实中退缩是可以理解的正常反应。放在定向障碍高龄老人身上，这可以被视为一种健康的反应，可以帮助他们完成最终的人生任务。

当下的感受会触发过去相似感受的记忆。

我们都曾在生活中的不同时期体会过这一原则。例如，我的女儿因为我不允许她在外面待到很晚而冲我嚷嚷，我也大发脾气地对她大吼大叫。现在，正常来说，青春期少年这样的要求不会让我这么恼怒，但是过去一个月之内已经发生过三次类似的事情，前三次我都控制住了，没有发火。但因为之前的这三件事积累的愤怒被触发，于是我爆发了。带有情感色彩的记忆酝酿着强大的力量，尤其是当这些情绪被压抑或忽略的时候。

痛苦的感觉得到表达，获得值得信赖的聆听者确认和认可，这些感觉会减弱；而如果被忽略或压抑，痛苦的感觉会不断增强。

愤怒、悲伤、恐惧、沮丧和伤害都是痛苦的情绪，有时被称为"负面情绪"。有些人会在这些情绪涌上来时直接发泄出来，而有些人认为他们不应该表达负面情绪，或者担心发泄后情况会变得更糟。"我一哭就停不下来。""发脾气的话可能会伤害到他人。""抱怨并不能消除痛苦。"这些常见的担忧反映出对情绪失控的潜在恐惧。表达情绪的感觉就像是放开手或是在大雨后开闸泄洪，这个比喻也适用于情绪的抑制。抑制情绪就像筑坝拦水，如果不释放，它们将冲破堤防，而长时间滞留在水池中的水会变咸、变黑、变臭。一旦让它流动，也还需要一段时间才能将水清洁干净，才能使堆积的压力慢慢释放到缓慢运动而不是喷涌而出的地步。萨姆丹夫人曾生活在故乡印度尼西亚的日本集中营里，她幸存下来并过着相对正常的生活，但现在她每天都在养老院里哭泣，抱怨自己全身疼痛（医生查不出造成身体疼痛的原因），只要有人愿意听，她就一遍又一遍地诉说当初被关押的事。

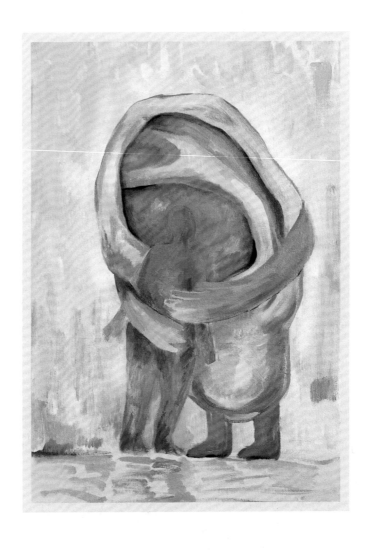

她需要每天表达自己的痛苦，这种习惯可能会持续到她逝世的那一天。人们只要有机会表达，发泄的强度就会降低。但如果她周围的人不想听或试图阻止她，她就会继续处于压力和痛苦中。

倾听他人发泄痛苦虽然简单，但力量强大。认真、关心地倾听有时没有看起来的那么简单。若能带着同理心倾听，切实地领会对方表达的感受，才是最有效的做法，这是认可疗法的关键要素。

带着同理心倾听有助于建立信任感，减少焦虑，重塑尊严。

当我们要举家搬到另一个国家时，我感到无比恐慌，要做的事情太多，责任太大。我尝试与别人交流我无端的恐惧感，他们给了我一些有关如何克服恐惧的意见。有些人向我解释为什么我的恐惧是不合理的，还有些人则快速地转移话题。如果别人不想听，倾诉是没有意义的。当别人不当回事或选择避开我的感受时，我的心情就更不好了。当有人认真倾听并接受我的感受时，我就能够"一吐为快"，最后感觉好受些。焦虑感消失了，我感觉受到了认可。

根据《韦氏词典》的定义，"被认可"是指"有充分根据或正当理由的，既有相关性又有意义"；"认可"是指"以合理或权威的方式支持或证实"。认可疗法建立在支持他人真实情绪之上，以及发现情绪的相关性和意义之上。

他们想表达什么？认识定向障碍老人行为中的需求和意义

如果说所有行为都有因可循，那么行为背后的原因与需求和欲望有关，这种说法也是符合逻辑的了。定向障碍高龄老人的需求和欲望与定向良好的年轻人差异也没有那么大。根据亚伯拉罕·马斯洛（Abraham Maslow）经典的人类需求层次结构理论，以下就患定向障碍亲属的行为中存在的相关性，提出一些看法。

我们都有对食物、水和住所的基本生理需求，对性刺激和感官刺激的需求也属于这一范围。尽管许多人感到尴尬或难以置信，但即使到 65 岁，性需求也依然存在。一定水平的性冲动会一直持续到死亡。需求的强度因人而异，有些老年人的性需求很旺盛，有些则不那么旺盛，这与年轻人没有太大区别。

在感到孤独或感官被剥夺的情况下，不会有什么人还能有好的表现。实际上，这被视为一种折磨。

高龄老人常常会发现自己的感官系统严重退化：听力下降（尤其需要较高的音调才能听见）；视力下降；因味蕾敏感性降低和各种药物（高龄老人经常服用）对味觉的影响而引起的味觉变化，会在食物中尝出金属味或酸味；指尖灵敏度降低或血液循环不良会影响触觉；药物（镇静剂或精神类药物）、轻度卒中或年老衰退会引起大脑特定区域受损，进而影响到平衡感和感知身体位置的运动觉；嗅觉可能是受衰老过程影响最小的一种感觉，尽管它在一定程度上也会日渐退化；从环境方面接收到的信息较少。

以上种种因素会降低感官的敏感度，产生感官隔绝，当下的现实变得模糊、昏暗、无味、沉闷和令人不安。

对安全感的需求并没有随着年龄的增长而改变，实际上反而会越来越强。当人变得越来越脆弱时，被养育的需求就会增长。这与母亲般的关怀不同，二者常常被混淆。养育不一定是母亲般的关怀，养育是帮助对方成长。在这种情况下，养育的作用是增加安全感和倾注爱意。感官接受度减弱的老年人常常感觉与环境失去联系，因此安全感和稳定感降低。走路不稳的老年人有时会被"束缚"在椅子上，不让他们走路。尽管这似乎可以保证安全，但大多数老年人反而会因身体受到束缚而感觉恐惧和不安，他们认为这种束缚就像监禁而不是保护。

许多老年人因表达方式很怪异（不易被理解），或大喊大叫，或四处走动，因此被强制服用镇静药物。这种化学束缚（镇静剂或精神药物）会强行压抑他们的情绪以及表达情绪的能力，就像是对他人交流能力的劫持，它会造成挫折、愤怒，而后是沮丧和退缩，这与所谓的安全和保护南辕北辙。在大多数情况下，是我们（作为照护者）因定向障碍患者的情感表达而感到不安，要消除的是我们自己的恐惧、焦虑和不安全感。

每个人都有被爱和与其他人建立关系的需求。"没有人是一座孤岛"。孤独和缺爱是内心痛苦的根源。高龄老人失去了许多亲人、朋友、社交圈，失去了爱和人际交往的来源之后，他们仿佛失去了生机。结交新朋友并不能代替老朋友，友谊与早年结下的情谊是不同的，那些关系是无法替代的。依附关系或者作为集体成员时的感觉来源于工作环境、专业协会和社会团体，例如作为小区或更官方的社团或俱乐部的一分子。人是社会动物，必须依附于更大的整体才能发现自己的个体价值，这是一个有趣的悖论，当人脱离集体时，那种被排斥、被拒之门外或被置之一旁的感觉通常会降低一个人的自我价值感。

许多老年人失去了与熟悉的集体的联系，因而也失去了自我价值。

他人的认可和尊重有助于增强自我价值感。自我价值一部分源于他人的眼光，某些人很在乎，某些人不那么在乎。

认可和尊重来自个人关系和社会，社会的认可通常体现在地位上，有地位的人说话就有分量，别人跟他说话也是毕恭毕敬，他的成就会被标榜。老年人已经积累的一生的成就和经验，对认可、尊重和地位的需求可能不会改变，但是社会上衡量老年人价值的方式肯定已经有所变化。

　　定向障碍老人因为无法遵守社会规则，所以会丧失更多的地位。但他们依然有对自我身份和自我成就得到赏识的需求。有太多定向障碍老年人被当成孩子对待，他们被直呼其名，或者被喊成"亲爱的""宝贝"之类的昵称；太多人以父母或屈尊之姿与他们说话，认为只要一个人记性或定向不好了，就不需要得到尊重和认可了。

　　实际上，在生命的最后阶段，这种需求比其他任何阶段都更为重要。

　　了解和探索周围的世界是人的一种需求，能推动一些人的职业或爱好方面的追求。并不是每个人都渴望去国外旅行、去尝试蹦极或去发现基因组。稍微不那么极端，更普遍的一种需求是对当前环境有清晰的了解，要知道当前环境的运作方式、所涉及的关系，要熟悉各种模式、价值和节奏。

　　想一想，您当初进入一家新公司工作的时候，首先必须了解它的布局：洗手间、工作区、咖啡壶等在哪里。然后，开始了解周边的人及人际关系：同事、老板是什么样的人，哪些人友善，哪些人不友善。在收集信息的过程中，您会慢慢适应和自如（希望如此）。

　　定向障碍高龄老人也需要了解周围的环境和周围的人。

　　如果定向障碍老人待在家中，家人就很容易让人认为："哦，妈妈待在一个熟悉的地方，她不会有这个问题。"但实际上，如

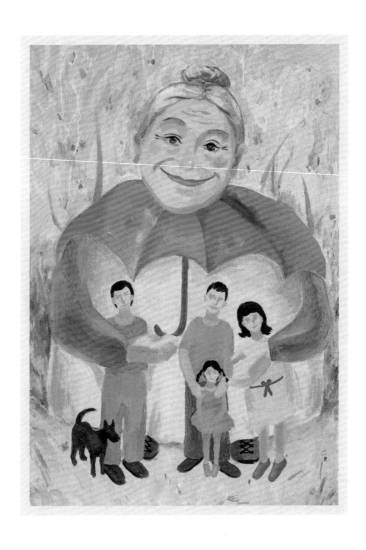

果她活在另一段时光中，或者退回到她觉得有价值的某个时间和地点，或者试图减轻因年老无用带来的痛苦，或者解决很久以前未解决的问题，那么当下的现实与她脑海中所想的事情并不契合。不和谐正是来自环境与个人现实世界之间的差异。住在养老院的老年人会更强烈地体会到这种不和谐感。陌生人也是环境的一大因素，他们无法与老年人的个人现实世界融合。高龄老人会努力弄懂陌生的甚至是无法忍受的现实，找到一个令他们感觉舒适且有着熟悉的人际关系和熟人的地方。

对称、有序和美构成了生活中的美学，有些人在这方面的需求比其他人更强烈，艺术家和设计师更是将其视为日常生活的一部分。我们大多数人通过营造良好的家庭氛围、光临博物馆和电影院、听音乐、点蜡烛等，将美学融入我们的生活。美学可以带来和谐与平衡。

高龄老人也寻求和谐与平衡，但由于视力、听力、活动能力和记忆力下降，满足这一需求的难度加大。如何在养老院喧嚣的生活中找到和谐？当一个人站都站不起来时，她如何找到平衡？如何在充斥着缺陷的生活中融入美？她做不到。

定向障碍高龄老人会从这些丑陋或不和谐中退缩，转而重温过往的和谐时刻。某些定向障碍老年人也有可能把自己在心灵之眼中看到的画面付诸现实，就像戴上了玫瑰色的眼镜。他们看到自己想要看到的东西，听到自己想要听到的东西，他们将照护者看成自己的女儿，而女儿的存在会带给他们愉悦和幸福感。在表达对创意的渴望时，餐巾就变成了画布，橙汁就变成了颜料。

自我实现需求是马斯洛需求金字塔最顶端的需求，是许多人努力追求但实际上却很难实现的目标。因渴望成为一个更好的人并发挥出自己的最大潜力，许多人开始阅读一些关于自助自立的书籍，进行自我治疗、报成人教育课程、尝试冥想以及许多其他有利于自我发展的活动。随着年龄的增长，自我发展的需求通常会下降，人们通常变得更随遇而安，更不愿意改变。到了晚年时期，这种需求似乎从前瞻性思维转为对过去的反思。总结过去、与自己过去的选择妥协可以被视为是自我实现的一种变体。这种自我妥协的愿望成为许多高龄老人的动力，尤其是定向障碍患者。内奥米·费尔称这种需求为"解决"。许多定向障碍高龄老年人会在前意识层面，努力争取在离世前解决未竟之事，这个过程会一直持续到最后一刻。

解决：生命最后阶段的任务

　　认可疗法理论中，内奥米·费尔所谓的生命最后阶段即解决阶段。走到生命这个阶段的人会努力解决未竟之事，然后才能安详地与世长辞。这是一个过程，不是终点。解决的反面是越来越退缩，逃离现实和周围环境。

　　费尔描述了该过程的四个阶段：定向不良、时间混淆、重复性动作和植物状态。定向障碍老人不一定会经历所有四个阶段，这个过程并不总是进行性的。实际上在许多情况下，人们会从重复性动作变成时间混淆，或者从时间混淆变成定向不良，但我没听说过有定向不良完全恢复的案例。这四个阶段描述了一个从逃避现实到逃避周围的人，再到逃避当下发生的事情和所在环境的过程。这是一种生存机制，与解决、退缩、重温、释怀的深层需求联系紧密。我们所在的现实几乎无法满足这些需求。事实上我们所在的现实有很多因素促使定向障碍老人逃避得更远。

　　解决的第一阶段是定向不良。

　　定向不良老人是面向现实的，这意味着他们通常知道自己身在何方、知道自己是谁、知道你是谁，也有时间观念等等，但是他们有一部分的人格却是失调的。他们意识到自己在一定程度上无法应对衰老的过程，但他们不愿承认。他们紧紧抓住自己拥有的东西，担心会失去更多。随着年龄的增长而出现的正常变化会侵犯其身份认同感、尊严和自我价值，让他们无法接受。

例如，我以前的外号是"鹰眼鲁宾"，因为我可以看得很清楚、很远。现年 48 岁的我连车上的地图都很难看清。我可以接受视力恶化、不再是"鹰眼鲁宾"的事实；我也可以否认这种变化，但放弃自我身份中的这一重要部分实在是太痛苦了，我会去责怪地图或标志上的字不清楚或太小。如果记住事物是认同自我身份的重要组成部分——"我什么都能记住"，那么健忘不仅代表衰老，而且代表自我认同感的丧失。如果我不能解决这个问题，我就需要去否认它、压制它，或怪罪于其他事情或其他人，这就是定向不良的基础。定向不良就是表现为否认、压制、责备，有时甚至直到绝望到功能失调的极端。

定向不良老人案例

87 岁的怀特夫人在离女儿南希不远的地方独居。自丈夫两年前去世后，怀特夫人开始抱怨有呼吸困难的问题，尤其是在深夜。她经常在凌晨两三点钟打电话给南希，要求她马上过来。当女儿在半小时后赶过来时，怀特太太来开门，生气地抱怨说南希把她吵醒了。南希出差怀特夫人也很生气，怀特夫人会打电话给出门在外的南希，说自己快死了，如果女儿不马上回家，她就要死了。

89岁的约翰逊先生与儿子、儿媳妇和两个孙子（女）住在一起。有时，他会去以前当律师时办公的大楼，穿着西装，提个旧公文包。办公室的工作人员提醒他已经退休很久了，他回答道："好吧，我知道，我只是来检查一下。"他老是批评13岁的孙女，警告她这么穿衣服会有麻烦的。当他的儿子要求他尊重孩子的隐私时，约翰逊先生喋喋不休地破口大骂。他的儿媳妇一直努力缓解家庭里的紧张气氛，但情况却越变越糟。

85岁的戈尔德夫人与女儿安妮住在一起，安妮离婚了，有一个十几岁的儿子。母女俩合不来，因为戈尔德夫人经常跑到邻居家抱怨邻居把垃圾丢到她的花园里。有些邻居很生气，并报了警，戈尔德夫人会与警察争论，带他们到自己干净的后院，说邻居们在报警时已经把所有垃圾都清理了。她声称这是邻居故意要把她逼疯，好赶走她。安妮因此多次被传唤到警察局，警察告诉她需要对母亲采取一点措施了。

解决的第二阶段是时间混淆。

这个阶段的人已经分不清时间、地点和人。这意味着她可能不知道自己身在何处，不知道你是谁或今天是星期几。

混淆时间的人仍然可以说话，可以进行口头交流，但他们只记得"个人现实"而不再关心当下的现实。他们富有诗意，在表达自我和自身需求的时候常常很有创意。一旦妨碍他们表达自我，他们将不再遵守社会习俗或规则。社会习俗规定了什么时候该吃饭、怎么吃，怎么穿衣，如何与人打招呼、该说什么，哪些行为可接受、哪些行为不可接受。一旦放弃社会规则，通常会影响到他人，因为这些规则对社会非常重要。

例如，如果一位老妇人因为感到失落和孤独而想"回父母家"，她可能会戴上帽子，穿上大衣，然后在门厅里走来走去。

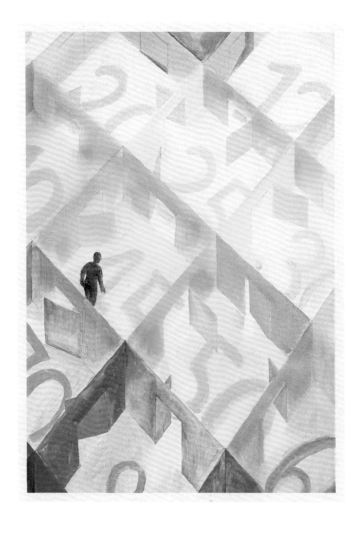

在她的头脑中，她把门厅当成了小时候的街道。一位女士从上锁的"失智专区"二楼的窗户向外望去，说："看，多么漂亮的门廊。你可以坐在那里荡秋千。"她这是想起了曾经生活过的地方的门廊以及当时坐在阳光下的感觉。比起坐在周围都是白墙的、压抑的"封闭单元"里，看着对面流着口水的定向障碍"邻居"来说，荡秋千可愉悦得多了。

时间混淆老人案例

86 岁的班纳夫人一直与人为善。她和女儿住在温彻斯特，每天出门碰到人都会像老友一样打招呼。她常常迷路，找不到回家的路，甚至不知道自己在哪个城市。她以为自己住在新泽西州——她小时候住在那里。她像个少女一样和所有到家里来的男人调情，包括好几次把她送回家的警察。她总是讲以前和历任男友在一起的老故事。

91 岁的麦克纳马拉夫人与 93 岁的丈夫住在一起，自 4 年前她犯"糊涂"以来，一直是丈夫在照顾她。她有时认不出自己的丈夫，以为他是小偷，她会尖叫着让他滚，别惹她，有时还动手打她的丈夫。她之前一直是一个很有自控力也很有控制欲的人，但现在她无法控制自己。她攻击所有人，把他们赶走，甚至会辱骂每天早上帮她穿衣服的护工。

85 岁的沃克先生是一位独居老人，他的 4 个孩子也住在同一个镇上，每天轮流来照顾他。他会一个不落地与所有女人调情，用性感的话评论人家的外表。他有时甚至认不出自己的女儿，还会拍她的屁股。沃克先生看什么都能从中看出性暗示，且无所禁忌地谈论。有时他还会当着别人的面自慰。他的孩子们因此备感尴尬，他们不想带他出门，也不知道该怎么办。

解决的第三阶段是重复性动作。

总是做重复性动作的人不再使用语言交流，他们通过动作或声音表达自己的感受。他们自我表达的需求与你我一样强烈，但是他们失去了与"现实"、与我们、与周围环境进行互动的能力或动力。

总是做重复性动作的人比时间混淆的人退缩得更多，这意味着他们常常不记得周围的事或人，他们陷入了自己的世界，这是他们表达需求的一种方式。重复的动作和声音实际上是表达这种感受的一部分，对自我价值（工作）或归属的需求。嘴巴的动作会触发感受。实际上，使用新的词语组合是一种独特的表达方式，尽管我们听起来像是胡言乱语。

重复性动作老人案例

92岁的泽维尔夫人已经完全失禁，要靠别人帮忙洗漱、穿衣、喂饭，完全断了与他人的联系，她的女儿无法在家里照顾她，她于去年住进了养老院。她腿脚还算好，能在养老院的大厅里缓慢地移动，会时不时停下来捡起纸巾、笔、叉子或其他在路上碰到的物品。别人跟她打招呼时，她不会抬头看，只有在别人问"您想喝杯咖啡吗？"这类简单的问题时，她才会说话。她总是垂着眼，似乎处于"另一个世界"中。要了解她的个人的现实情况，就不得不提到泽维尔夫人当年的艰难岁月，她生活的城镇在战争中被炸毁，丈夫在战事中死去，她自己一人带大两个孩子，她曾终日生活在恐惧中，绝望地为饱暖奔波。

　　88 岁的彼得斯先生在家由儿媳妇照料。除了儿媳妇以外，他还靠护工每天上门来帮他洗澡、穿衣，他在客厅里的大椅子上一坐就是一整天，在前面的桌子上不停地敲打或者在桌面上来回摩擦。有时他会拿一个东西在手里滚来滚去很长时间。彼得斯先生话不多，只有时说"很好"或"没错"之类的话。如果您知道彼得斯先生以前是做木工生意，在 60 年间里制作了无数精美的手工家具，您就会很容易地理解他的行为。

　　84 岁的克拉克夫人因为总是想起身走路，所以一直被绑在轮椅上。养老院的护理人员担心她走来走去会摔倒，而摔断髋部。克拉克夫人整天都在叠衣服、餐巾纸、桌布以及她够得到的柔软或扁平的东西。她会轻柔地哼着老儿歌片段，有时说一些没人能听懂的话，听起来像是母亲在与小孩说话。每天下午 3 点（放学时间），她会变得焦躁不安，大喊着"救命"。她的孩子们不常来探望她，因为他们不知道怎么办，也不觉得来看她对她有什么帮助。她认不出他们，也不与他们交谈。他们没有意识到的是，作为三个小孩的母亲，每日忙于照顾他们是她最幸福的时光。事实上，她一生都是为了孩子的幸福和快乐而活着。

解决的最后阶段是植物状态，这一阶段是完全与现实脱离。

处于植物状态的人会躺着或坐着，一动不动，不说话，对周围的事物无动于衷，完全依赖他人照料。他们几乎没有反应，可以眨眼，有瞬间的真正眼神交流，或许手指或脚会动动，但仅此而已。这是一种死亡前的状态，但可以持续数年。因为他们不再与我们交流，我们无法了解植物状态下的他们内心的想法。要与这些人接触非常困难，因此预防植物状态是认可疗法的目标之一。

有很多原因会造成人们衰退或退化到定向障碍的更深层次。有些是身体原因，例如卒中导致大脑出现持续损伤、瘫痪或语言丧失；因视觉、听觉、触觉、味觉、嗅觉减弱导致感官信息缺失。如果感官系统一直没有接收到信息，那么自我定向就更加困难。在陌生地方的陌生床上困倦地醒来就是一个例子，在感官系统醒来并给您提供足够的定向信息之前，通常会先有片刻的混乱。缺乏感官信息的接收是一件孤独的事情，有时甚至令人恐惧。例如一个人因为不舒服而没有戴上助听器，所以没有参与交谈，感觉与家人隔绝了。与其他人这么费力地进行交流（交流要耗费大量精力），他还不如选择按照自己的心意不再与周围的人交流。

有些心理上的缺失可能是压倒人的最后一根稻草。配偶死亡、孩子丧生和搬家是生活中常常会诱发退缩行为的三大主要诱因。

作为母亲，我无法想象失去孩子的痛苦。在见证亲人如何度过痛失 12 岁爱子的过程后，我更加意识到经历这类危机并重新振作、继续生活，需要多么巨大的心理承受能力和调节能力。以夫为天的一些女性在失去丈夫后就如同无根浮萍。有些男性，所有的事情都依赖于妻子，他们失去妻子后，生活不能自理，沮丧无比。要处理这类危机，需要强大的内心和应变能力。有些人对自己的居住地有很深的依恋，他们在那里度过了整个成人时期，通常重要的记忆都与那里有关。此外，房屋也是地位或安全的象征，失去家可能是一种毁灭性的打击。对于失智患者而言，搬家常常是触发定向障碍的诱因。搬入养老院常常不是出于本人的选择，如果养老院的生活不能给她带来安全感、熟悉感、私密感，不能为她营造"家"的感觉，可能会加剧定向障碍。

应对这类心理缺失需要大量的资源和技能，而很多人到年老时都无法应对。

随着年龄的增长，社会感的缺失更是雪上加霜。社会感缺失

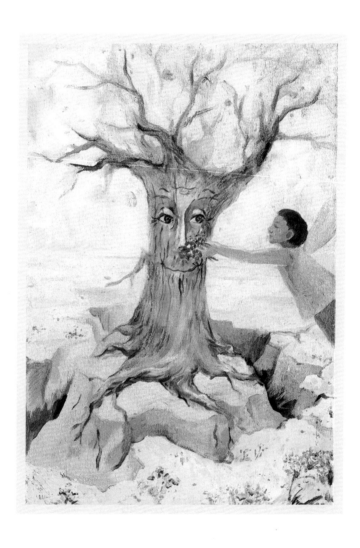

与我们在社会中的角色、地位以及我们目前的地位有关。这种社会角色的重要性和价值与社会角色和个人身份的联系的紧密程度有关。无论男女，许多人退休后都觉得自己不再重要，不工作就一文不值。有些人难以接受因朋友离开导致的社交网络中断而孤僻。

人人都有应对生活困难的方法，某些应对机制在不同境况下的效果要优于其他方法。有多种应对策略的人会比其他人更能适应年龄增长带来的变化。

一些不具备专业照护能力的养老院对待老年人的方式常常会加剧他们的定向障碍，而不是激励他们面对"当下"或与周围的人交流。与别人共住一室（现在依然有一间房住 6 个人的情况）会让人混淆，失去个性。镇静剂会让老年人入睡或保持安静，迫使他们退缩到内心世界。

每当照护人员听到老年人说看到或听到自己看不见或听不到的东西时，或者每当照护人员不认同老年人的行为时，就会给这些老人服用精神药物（抗精神病药物）。这些药物会压抑人的身份感，引发定向障碍。

由于担心老年人跌倒受伤，照护人员经常约束那些爱走路的老人，例如用软垫带把他们绑在椅子上或有固定托盘的椅子上。对于需要走动的人来说，这些约束就是一种折磨。对于需要表达自我的人来说，镇静剂或其他镇静药物会带来溺水感。在这种情况下，她会选择退缩又有何奇怪？现实太痛苦了，完全满足不了她的需求，留在折磨人的环境中没有任何好处，这常常也是为什么老年人的定向障碍会进一步恶化，陷入更深的解决阶段。

第二部分

如何与患定向障碍的
亲人进行交流

How to Communicate with Your Disoriented Relative

为实施认可疗法做准备

认可疗法是与定向障碍老人进行交流的一种方法。该方法的理论基础就是交流的起点。如果您接受了前述原则并认识到定向障碍老人的需求，那么您已经为认可疗法的应用奠定了坚实的基础。这个基础就是一个人对待他人的态度。在认可疗法中，我们通过建立同理心进入定向障碍老人的个人世界。同理心是一种先将自己的感受置于一旁，接受并暂时体会他人感受的能力。它不是表演，不是伪造、假装或投射。这听起来很简单，但实际上可能是认可疗法应用过程中最难的一点。

认可疗法要点

集中注意力

观察

找到合适的距离

寻找同理心

使用适当的语言技巧（见下文）

使用适当的非语言技巧（见下文）

在积极的氛围中结束对话

集中注意力

每次进行认可时，都需要"集中注意力"。

这意味着，要清除自己所有的内在"噪声"，抛开自己的感受，寻找内在的力量和智慧，让头脑中的思绪平静下来。如果有过冥想、瑜伽或某种武术方面的经历，您会很熟悉这一套方法。您可能已经接受过"集中注意力"的训练，这是您将要经常使用的极其重要的方法。如果您是新手，请花时间学习如何"集中注意力"。不知道该怎么办时就需要集中注意力。

集中注意力是应对令人震惊的、可怕的事件的方法，是树立同理心的第一步。

有多种方式可以练习集中注意力，以下是一位朋友教我的一种方法：

1. 想象您的脚牢牢地扎根于大地上，与其相连。

2. 想象您的头顶和宇宙连为一体——我通常会形象地把它想象成星星或彩虹的轨迹。

3. 想象您的尾骨与大地连为一体，将自己锚定在大地上。

4. 想象您的脊柱是一串珍珠，从最上面的珍珠开始垂下来，每颗珠子彼此对齐，随着气息进入脊柱，您

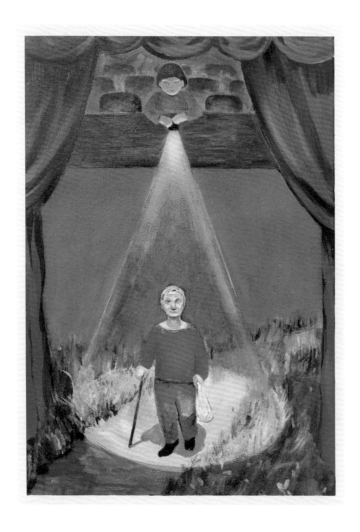

会感到其中的力量和凝聚力——每次都可以通过想
象有一颗珍珠没有对齐时身体出现的异样感受——
重新排列这些珍珠，重新集中注意力，重新凝聚
力量。

如果这对您不管用，没关系，无论方法如何，只要找到适合
自己的方式即可。附录中列出了几种集中注意力的训练方法。

观察

集中注意力后，您需要仔细观察患定向障碍的亲人，您可以
远距离地进行观察，要注意以下几点：

- 头发是梳好的还是凌乱的；
- 眼睛是否睁大，是否有某种特定情绪或是紧张；
- 前额，眉毛向上还是向下；
- 鼻翼是否变薄或鼻孔是否张开；
- 嘴唇是紧闭的、咬住的还是微笑的；
- 下巴是绷紧的还是松弛的；
- 嘴巴的形状反映出何种情绪；
- 肩膀是上抬、下垂、前耸、向后或耷拉着；

- 从胸部观察她的呼吸频率如何，是快还是慢，胸部
  是否突出或腹部是否收缩；
- 身体姿势是否反映出某种情绪或状态；
- 双臂和双手是绷紧的还是松弛的，是否有动作；
- 双腿和双脚是绷紧的还是松弛的，是打开的还是闭
  合的，是往里收还是向外敞开；
- 在空间中的动作是朝一个方向还是漫无目的的，是
  自如的还是僵硬的。

关键是识别老人的状态。通过单纯的观察获得的信息越多，就越容易着手。当您靠近老人时，要集中注意力，努力和她匹配。我说的匹配是指您也需要表现出某些同样的身体特征。也许您可以跟她有相同的呼吸节奏，以相同的方式皱眉，也表现出您在她身上察觉到的情绪。对一些人来说，学会识别和表现出同样的情绪是很困难的，但这是沟通的一个关键步骤。

如果您不习惯从非语言线索中识别他人的感受，那这件事可能会很困难。以下是一个小训练。这些人脸照片代表不同的情绪，尝试识别其中的情绪，特别注意面部特征。

找到合适的距离

当您靠近认可对象时，不要预先设想她认得出您。尝试看清

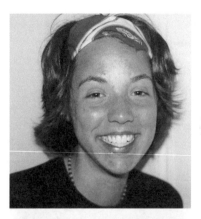
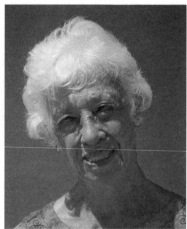
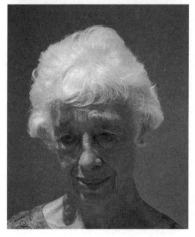
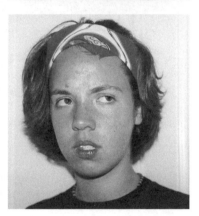

当前的情形，感受来自对方的能量。

这里的"感觉能量"是指每个人周围的能量场，这不一定是形而上学的现象。"他的存在感很强""她就像隐形人一样"等诸如此类的表达其实说的就是能量场的问题。当有人"靠得太近令人不适"时，我们会感到自己的能量场受到了侵犯。

我们这里说的是正常的社交距离，即两个人握手之间的距离。在大多数情况下，这一距离令人感到舒适，此时双方的能量场有接触但未彼此侵犯，当建立信任和亲密感增强后，我们会让对方靠得更近。研究在不同情况下与他人距离的亲近程度是一个很有趣的问题。

实施认可疗法时，您需要与患者足够接近，这样才能让他们意识到您的存在，但同时要尊重对方期望的距离或亲密的程度。与定向障碍患者通常要保持正常的社交距离，直至建立起信任和亲密关系。请注意：即使您是对方的伴侣、子女或兄弟姐妹，也不代表您可以想当然地与其在身体上很接近。

集中注意力并将自身需求放在一边——这一点极其重要，因为这样您才可以了解对方的需求。通常来说，时间混淆老人需要更多的亲密感，因为她抛开了社会控制和规则，所以处于第二阶段的人更容易接受亲近感。由于她已退缩到自己的世界，因此您需要靠近她以建立联系。根据我的经验，时间混淆老人周围的能量场在 20 厘米左右，但由于每个人都是一个个体并且有各自的

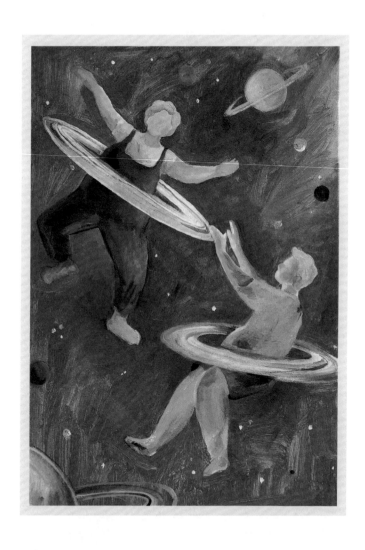

需求，因此必须"有亲近感"才能建立联系。重复性动作老人退缩得更严重，要建立联系，我们必须更靠近他们。我们需要触摸他们，才能让他们意识到您的存在。处于植物状态的人对亲密度的要求最高，他们的能量场完全是向内的，我们经常觉得他们的能量场"不存在"，触摸对于建立联系至关重要。

寻找同理心

在与被认可对象建立联系的阶段是您培养同理心的阶段。同理心不仅仅是对他人感兴趣或同情他人，同理心实际上是感对方之所感。在这种情况下，您已经集中注意力，清空了自己的思绪和感受，已经观察到对方当下的情绪。当您靠近她时，摸索到一个合适的位置，同时感受自己进入对方的情绪。对于某些人而言这很容易，但对于另一些人则很难。这不是演戏，也不是贴标签。

使用适当的技巧

认可疗法中使用的沟通技巧多种多样，被用于各种形式的疗法中。掌握丰富的沟通技巧会为您提供更多的接触机会。我将逐一介绍对各个解决阶段最有用的技巧。建议您练习其中两三个最适合您且对您的亲人最有效的技巧。

最适合定向不良老人的技巧

使用开放式问题。即不能用以"是"或"不"回答问题，问题通常以"谁""什么""哪里""何时"或"如何"开头，避免问"为什么"。

通过开放式问题可以探讨当前重要的事情，这类问题还能带动交谈。诸如"您好吗？"和"发生了什么事？"之类的正常社交表达是比较好的切入方式。请注意：只是用升调来说一句话并不算提开放式问题。例如："您看起来不高兴，是吧？"

同样，使用封闭式问题也可以，但有一定的限制。封闭式问题可以用"是"或"不"回答，例如："您还好吗？"提问太多封闭式问题会让人觉得像是一次采访而不是谈话，且会引起怀疑。"为什么要问我这些问题？你想从我这里得到什么？"偶尔提封闭式问题是正常无碍的，但试着在提封闭式问题后再加开放式问题："您还好吗？""发生了什么事？""哪里疼？"

我们不建议提"为什么"的问题是有充分理由的。追问一个人的感觉或思想并不能帮助她表达自我。这只是为了便于我们得到解释，它满足的是我们的好奇需求。在大多数情况下，对方说不清自己为什么有某种想法或感受。回答"为什么"需要有一定的认知能力和洞察力——而定向不良老人常常缺乏这些能力，定向障碍老人更不具备这样的能力。问"为什么"可能会造成剑拔弩张的局面，常常会引起烦躁、愤怒或沮丧的情绪，无助于增进信任关系和亲密沟通。

例如：

我：早上好，C 夫人。您今天感觉怎么样？

C 夫人：太糟糕了。（皱着眉头，紧张状）

我：发生什么事了？

C 夫人：我所有的东西都被偷了。

我：都丢了什么东西？

C 夫人：我的珠宝。

我：您知道是谁偷的吗？

C 夫人：那个护工，黑头发的那个。

用她的关键词（即通过声调强调的那些词）改述她刚刚说过的话，这些词带有一定的情感分量。

改述不只是为了避免冷场而重复刚才所说的内容。改述时必须带着同理心且专注，否则可能感觉像是在模仿。改述的目的是要向对方表示您真正深入理解了她说的内容。改述正确时，对方会感到被理解和接纳，常常会惊叹："没错！"

例如：

C夫人：她总是进我的房间拿我的东西。

我：她从您的房间拿了您的东西吗？

C夫人：没错！

问极端问题。 这意味着弄清正在发生的事情的界限。使用"总是""从不"之类的字眼，或询问频率及程度。

例如：

我：她多久偷一次？

C夫人：每天。

我：她是一次偷走所有东西还是每次偷一件？

问相反的问题。 弄清如果事实正好相反会怎么样。

例如：

我：有没有哪一段时间她没有进您的房间拿东西？

C夫人：说起这个，你在的时候，她就不进来拿东西。

追忆过去。　　当您的亲人正在兴头上时，与她一起追忆过去是一件容易做到且令人愉快的事情。有很多方法可以追忆过去，浏览或制作相册、帮她写自传或简单地问问过去常做的事情："您还记得那时……"还可以通过提以下类似问题来挖掘出更多内容："您一生中最重要的时刻是什么时候？""最幸福的时刻呢？""最艰难的时刻呢？"等等。

寻找熟悉的应对机制。　　采用这一方法有助于您帮助亲人解决当前的问题。我们的生活中常常会反复出现一些问题，过去对我们有用的策略在当下可能也有用。

例如：

C 夫人：我睡不着。邻居吵得我彻夜难眠。

我：以前有过这种情况吗？

C 夫人：我们以前住在旧房子的时候，那房子的墙壁薄得像纸一样，什么都听得到。

我：您当时是怎么做的？

C 夫人：你爸爸根本不在乎那些噪声，但有时我会用耳塞。你知道，把卫生纸卷成小条，就可以做成很好的耳塞。

我：您现在可以做这样的耳塞吗？您觉得它们可能会有用吗？

C 太太：我已经忘记了。给我拿一张卫生纸，给你看看我是怎么做的。

还有最后一种可以使用的技巧是　利用偏好感觉。

这一技巧解释起来比较复杂，用起来也更微妙。它源于神经语言程序学（Neuro-Linguistic programming，NLP），这是两个加利福尼亚人在 20 世纪 70 年代中期开发的一个实用的人类交流和改变模型。这个模型首先意识到大多数人都有自己的"偏好感觉"（视觉、听觉、嗅觉、味觉、触觉），它会比其他感觉更频繁地发挥作用，或者说是信息的第一道过滤器。我们会"看到"对方的意思，或者"听到"对方说的话，或被信息"重击"。如果我们以对方偏好的感觉与其交谈，则可以通过信息或沟通建立起更好的联系。因此，如果我知道某人属于视觉型，我可以对她说："您觉得它看起来像什么？"这样我在与对方"使用共同语言"，相比于使用"你需要跟我解释"，更容易得到回应。利用偏好感觉是一种更快建立信任和更便于沟通的方式。

要想发现他人的偏好感觉，最简单的方法是听听他们所选择的措辞。他们经常使用视觉词汇吗？试着抓取感官类词汇。以下有一些建议可能对您有所帮助：

视觉	听觉	动觉	非感官
看、浏览	大声的、轻柔的	感觉	思考、似乎
暗、亮	响亮的	热、冷	困惑
多云的、有雾的	问、讲、说、听	柔软、坚硬	发现
清晰的、明亮的	唱、语气、哼	压力	想要
看不见的	噪声	触觉	好、坏
红色、蓝色、绿色等	打鼾	敏感的	美好的、有趣的
发光的	咚咚的响声、刮擦声	兴奋的、紧张的	令人不快的
凝视	鼓声	平滑的、粗糙的	
	安静的	干燥的、潮湿的	

一旦确定了他人的偏好感觉，就可以在了解他们的情况时使用。

例如：

C夫人：你知道，我的邻居很吵闹，让我彻夜难眠。我好几天没睡觉了。

我：是什么样的声音？

C太太：嗯，一开始是一声巨响，像是推家具。她不好好走路，跺着脚走到浴室，然后一直有水流和冲水的声音。那个女人肯定是整晚都在撒尿。

语言沟通的技巧总结

使用开放式问题：谁、什么、哪里、什么时候或如何

使用关键词改述对方的话

询问极端问题

问相反的问题

追忆过去

寻找熟悉的应对机制

利用偏好感觉

最适合时间混淆和重复性动作老人的技巧

如果定向障碍老人能进行语言交流，您可以使用前述所有技巧。当对语言表达能力有限的人应用提问技巧时，很重要的一点是不要问太多开放性问题，如果对方有失语症或大脑的语言中枢受过其他损害，他们要回答那些问题会很困难。在这种情况下，最好问一些封闭式问题，即可以用"是"或"否"回答的问题。使用容易理解或与个人经历相关（如与工作相关）的措辞，最好提供两个可能的答案供其选择。

例如：

C夫人：（看上去很悲伤，垂着眼，身体微微前倾瘫在椅子上，缓慢地用手摩擦着桌面）

我：C夫人，您看起来很难过。是想家还是想念过去的工作？

我之所以选择这两个"需求"是因为我了解C夫人的过去，我知道她在家里和孩子们在一起以及忙忙碌碌地工作，是她一生

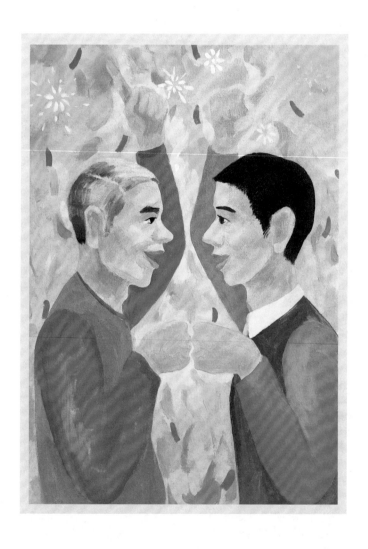

中两件非常重要的事。

如果一个人很少说话，则您可以侧重以下非语言技巧。

镜像模仿　是指模仿另一个人的姿势、身体动作、面部表情甚至呼吸。您可以只模仿一个或全部元素，也可以镜像模仿口吻。认可疗法中的镜像模仿与一般的模仿不同，一般的模仿只是单纯为了模仿，而镜像模仿的目的是培养同理心，进行非语言交流。通常，如果您镜像模仿重复性动作，您就可以更好地理解这一行为背后的含义。镜像模仿确实有助于进入对方的内心世界。

真诚深层的目光接触　是建立每一段深交或亲密关系的开始，是建立关系的桥梁。如果您与对方保持视线持平，身体保持密切接触，然后非常仔细地观察对方的脸和眼睛，这就是在发出眼神交流的邀请。

当一个人深深陷入自己的世界时，**触摸**　能够与她建立联系。轻柔地触碰手臂或肩膀是建立关系的一种方式。始终记住：首先要确保对方知道您在她身边，先说一声"您好"或其他问候语，然后靠近她。尝试建立眼神接触，慢慢开始触碰她，达到建立联系和关系的目的。另一种触摸方式称为"特定触摸"。这是基于"锚定"的概念，即情感状态和身体感觉之间存在的联系——在这种情况下，它是指情感和触摸之间的联系。内奥米·费尔发现，大多数老年人会在别人碰他们的脸颊时想起自己的母亲，从而有所反应；碰后脑勺则会让他们想起"父亲"，碰下颌会让他们想起丈夫（妻子），碰肩膀会让他们想起兄弟姐妹或密友，而用指尖在脖子后方画小圈圈会让他们想起孩子。

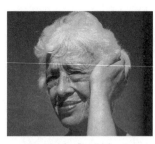

母亲式触摸

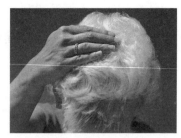

父亲式触摸

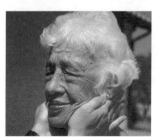

伴侣式触摸

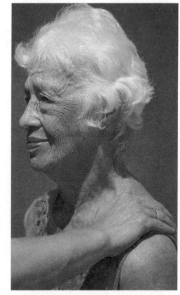

兄弟姐妹或朋友式触摸

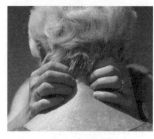

孩子式触摸

　　每次触摸都必须在"交谈"的背景下进行。如果你们正在谈论与母亲一起在家的感觉多么好，然后做"朋友式"的触摸，那会令人困惑。触摸和主题之间必须一致，每一次触摸都必须带着同理心，与对方感同身受，你自己的内在一定要与老人一致。使用触摸这种技巧时要谨慎、深思熟虑，带着关爱。

　　对于不带任何感情色彩的交谈，应使用 清晰、温和的口吻 。人们常常没有意识到自己的口吻是严厉的、是说教式的或贬低他人的。您会在每句话说完时降调还是升调？在与患定向障碍的亲人交谈时，请注意自己的语音语调。如果您的亲人正在表达某种情绪，您的声音要与她的情绪相匹配，这一点很重要。如果对方在生气，您也要体现出愤怒；如果对方很悲伤，您的声音也要听起来很悲伤。小心不要"演戏"或假装，因为这听起来很不真诚。要在寻找同理心的背景下配合适当的语气。

观察并匹配对方的情绪，带着这种情绪说话。

当对方以非语言的方式表达感受，例如敲打、踱步、抓挠、叠东西、大喊或哭泣时，这一技巧很有用。首先，与亲人"看齐"。这意味着您要非常仔细地观察，然后调整您的身体、语调和情绪状态，与对方相匹配。当您带着同理心做这件事时，您内心的情绪就会变得清晰。此时，您便可以直接表达自己的感受或您察觉到的对方的感受。

例如：

韦伯太太在走廊上来回跺着脚走来走去，走到大厅尽头时，她撞到墙壁，又转身往另一头走。她低垂着眼，嘴巴收紧变小，脖子和下巴的肌肉紧绷，她的手松松地握成拳，交握在身体旁。我观察了她一会儿，然后调整自己的面部去匹配她的表情，我以同样的节奏模仿她的步伐走到她身边，再转身（我选择不模仿她撞墙的行为，因为那样不合适或让人觉得不诚实）。我绷紧脖子和下巴，露出怒气。我的声调下降，声音中充满了愤怒，说："您看起来很生气。"如果我猜得没错，韦伯夫人会看着我回答。如果我猜错了，她就会无视我并继续自己的动作。接着，我就需要重新调整，看看我错过或做错了什么。

当您碰上不明白的特殊词语或短语时，请使用 模糊法 。模糊法使用的是非特定代词，而不是事物或物体的特定名称。这种方法专注于讲话内容的更深层含义，而不是表面事实。

例如：

C夫人："弗兰德走了。"（悲伤，脸上挂着惆怅的表情）

我：走了？（镜像模仿她的表情和语气）去哪儿了？走很久了吗？

"弗兰德"可能是"朋友"的名字或错误发音，它是什么没那么重要，重要的是说话时表达的情感。必须去探索这些情感，而不必纠结事实到底如何。通常，我们会试图去找出答案，却忽视了话语背后隐藏的意义。

对于那些不使用语言交流，而是通过动作来表达自己需求的定向障碍老人来说，　将行为与需求联系起来　，是最适合他们的技巧。别忘了我们之前提过的人类重要的基本需求。

- 对食物、水、住所、性刺激和感官刺激的基本生理需求；
- 对安全稳定的需求；
- 对被爱和归属的需求；
- 对他人的认可和尊重的需求；
- 对自我价值和工作上的身份认同的需求；
- 对了解周围环境和周围人的需求；
- 对和谐与平衡的需求；
- 对离世前解决未竟之事的需求。

这种技巧是另外一种尝试将对方所说内容的更深层含义联系在一起的方法。

例如：

C 夫人正在慢慢地把所有东西从抽屉里拿出来。她逐一检查每个东西，然后把它们放在她的床上，用力擦拭每件物品。抽屉清空后，她再把它们慢慢地放回去。做这件事时，她非常专注，从她的脸上没有看到任何愤怒、悲伤或痛苦，只有专注。我知道 C 夫人曾经在工厂流水线上工作，因此猜想她进入了"工作模式"。

我：C 夫人，您还有很多事情要做吗？

C 夫人：（抬起头，我们有目光接触）

我：还有多少事要做？都安排好了吗？

使用音乐 但不是随便什么音乐，而是您的亲人一生不同时期喜欢的古老而熟悉的歌曲。青春时期的音乐会留下深刻的记忆。定向障碍老人经常可能说不了话，但会唱童年时期的歌曲。有些人听到自己十几岁时或刚成年时的歌曲会有反应。一位思念丈夫的女性在听到大乐队的音乐时会跟着摇摆，想起跟丈夫一起跳舞时他温暖的触摸。能一起唱歌是最好的——这就是一种沟通

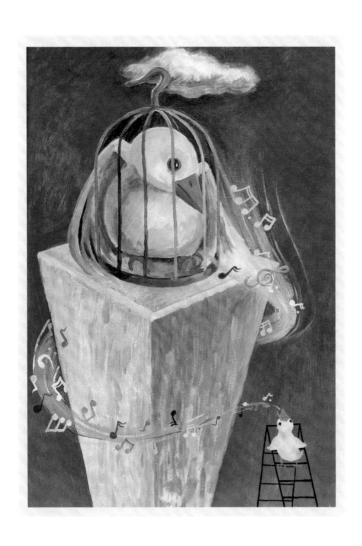

交流。学一些您的亲人最喜欢的歌，即使您不是唱歌的料，也可以和她一起唱起来。如果她最爱的是古典音乐，您可以播放唱片，然后陪着她一起听，或许还可以随着音乐做动作。歌曲也可以用来表达情感，找一些或悲伤、或欢乐、或愤怒的歌曲，并在适当的时候一起唱歌。长时间不说话的人通常会在唱歌后慢慢开始说话。

最适合非语言交流多于语言交流的人的技巧要点

镜像模仿

真诚的眼神接触

触摸和特定触摸

清晰、温暖的语音语调

观察并匹配对方的情绪，带着这种情绪说话

模糊法

将行为与需求联系在一起

音乐和唱歌

最适合植物状态老人的技巧

如上所述，处于植物状态的人不会回答问题，她不被情绪所影响，也没有外在的线索来推演她的心理过程。然而我们相信，她的内心必定有一些事情在发生。处于植物状态的人只要活着就需要被承认和被仁爱。有时播放音乐、触摸她、将她的行为与需求联系起来，她会有所反应。

您可以，并且也应该使用各种形式的感官刺激。对于那些完全退缩至自我世界的定向障碍老人，芳香疗法的效果很好，它常常会让他们做出强烈的反应，例如睁眼、流泪、做出身体或手部动作。

按摩不仅有益于促进循环和治疗干燥皮肤，这也常常是处于植物状态的人获得他人接触、知道身边有人陪伴的唯一途径。同样，请牢记人类的基本需求，任何形式的感官刺激，只要始终满足老人的需求且充满关怀和关爱，都会发挥积极的作用。

以积极的氛围结束对话

通常，对话会自然地结束，这时候，问题已经解决或者情绪已经得到表达和缓解，良好的结局就意味着新活动或新阶段的开始。

例如：

"您看起来很轻松，是吧？我要去做午饭，想吃点吗？"

"这似乎是一个好办法。"

"我现在要回去工作了，可以吗？"

有时，对话可能不会自然地结束，但是无论如何您都需要结束交谈。情绪上来的时候很难结束对话，但如果您以真诚的态度承诺回头再聊，大多数定向障碍老人都会接受。

"我知道您还有很多话要说，但我真的要迟到了，必须得走了。我今天下午晚点再来，现在先谈到这里可以吗？"

（如果回来后您的亲人不记得您之前说了什么，她想谈的是另外一件事，请不要感到惊讶。）

对于能够清楚表达人类基本需求的人，在实施认可疗法时，您可以通过支持她的自我价值感来帮助他们。

例如：

"您是一个了不起的母亲。"

"您一生都就就业业。"

"您真是一个有爱心的人。"

"您今天教了我很多东西。"

"我都不知道您怎么能这么坚强。"

要诚恳、坦诚地说出这些话，这一点很关键。如果您言不由衷，这些话听起来就像是谎言或屈尊，那根本无济于事，并且可能会破坏您苦心建立的信任关系。只说真心话以及会让老年人感觉良好的话。

认可疗法技巧要点

您不需要使用所有技巧，也没有特定的使用顺序。这些技巧可以帮助您进入沟通对象的世界，一次好的认可就像一场谈话，以其中一个人为主要焦点。一味地表达自己的想法或观点并不一定能帮助您更好地以同理心来沟通。记住您要达到的目标：建立联系、积极沟通、树立信任关系、探索对方的世界。

您作为一个"人"：尊重自身极限，懂得寻求帮助

也会有不能或不应该使用认可疗法的时候。当您情绪激动且自身的需求紧迫时，谈同理心是不可能的。

当您的妈妈说"我想去死"的时候，当您的爸爸把您错喊和错认成您的妈妈时，当您的姐妹冤枉您偷了她所有的钱时，当您的丈夫因为不认识您试图把您赶出家门时——这种时候，把自己的感受抛到一边太难了，要意识到这一点，并接受它。您所面临的现实问题不会消失，您后面还可以择机以"认可的方式"解决这些抱怨，但当这一切刚开始发生时，一时间涌上来的震惊、受伤、恐惧或失落可能会让您措手不及，只能做出自然的人性反应。

我们会自然地回答说"我不想让您死""我不是妈妈，我是您的孩子""我没偷你的钱""我是你的妻子，你不认识了吗？"，这些回应可能无济于事，但可以帮助您表达自己的感受。作出最初的回应后，您可能开始思考："这根本没用。我还能怎么办？"也许您可以趁此机会喘口气，集中注意力，再尝试进入亲人的世界，一切都不算太晚。

照顾患定向障碍的亲人会让人身心俱疲，学习认可疗法也不

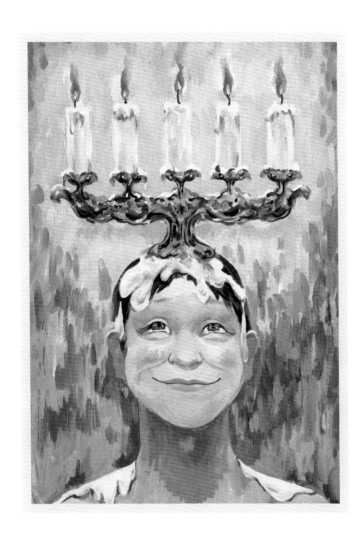

是一件容易的事。因为它要求您整合（对于大多数人而言）一套全新的行为并以不同的方式作出回应。每个人在学习新行为时都需要反馈和某些督导，伸出手去寻找可以为您提供帮助的人，与接受过认可疗法培训的人联系，让他们向您提供关于如何处理难题的建议。有时只需要一个字就能提醒您去集中注意力，有时则需要采取不同的方法。许多人开始学习认可疗法时，他们对此充满兴趣，希望学得更深入。在这种情况下，参加培训学习有关课程可能会很有意义。附录中列出了相关的信息资源和联系清单。

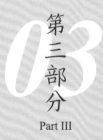

第三部分
Part III

认可疗法在现实家庭
生活中的作用

How Validation works in real life family situations

以下均为真实的故事。这些故事均由现在或曾经照顾过患定向障碍亲人的家庭成员亲自讲述，他们使用了认可疗法来促进双方的沟通，改善彼此间的关系。每个故事后面都提供了步骤指引，教您如何应对类似具有挑战性的情况。

照顾定向障碍老人是一项艰巨的工作，您也别指望每次遇到难以应对的情况时，自己都能忍受。不要因为有时无法克服自己的挫败感、无法发现或理解某种定向障碍行为的原因就觉得自己根本不应该实践认可疗法。每次遇到这种难以应对的情况时，它都是一次独特的机会，让我们可以改善和亲人的交流，建立起积极关系，安慰她，并认可她人性的一面。

了解了那么多，您已经很清楚，认可疗法总是需要我们有意愿、有能力去识别、尊重对方的现实世界，并与之建立联系。虽然下面讲述的十个故事各有各的不同，交谈的内容也不同，但认可疗法过程的某些基本原则放之四海而皆准。我会在每个故事的"认可疗法的步骤"部分重申这些步骤，提醒您回到此处查看更完整的解释。

做好心理准备

在第二部分中，我们谈到在对定向障碍老人开始进行认可之前需要做好心理准备，即清空自己的思绪、集中注意力。对于某些人来说，你们中有些人可能已经通过其他方式对这一方法很熟悉了——例如冥想、祈祷、瑜伽、愤怒管理、亲子关系维护等，因此可以很容易地将这些做法应用于认可疗法的准备当中。但对于其他人来说，这是陌生的领域。如果您发现自己无法通过这些技巧将自己的情绪暂时抛到一旁，您可以寻求进一步的指导，花一些时间来进行探索，然后再实施认可疗法。

首先，弄清楚自己当下的感受（愤怒、烦恼、沮丧、悲伤），然后对自己说："先忘掉吧，以后再说。"您的感受很重要，需要引起关注，但它们会影响您的心态，让您难以建立同理心。提醒自己：以后可以在更合适的时间和地点来处理这些感受。深呼吸，放松肌肉，先把自己的感受锁在一个虚拟的密室里，向亲人敞开心扉（参阅附录中的"集中注意力训练"）。

设定目标：带着尊重和爱去探索。

有时候，这有助于您设定一个具体的目标："我想了解我的母亲现在是什么样的人以及她在想什么。"

观察

一旦做好准备，就可以将重点转移到您希望与之建立亲密关系的人身上。我们在第二部分详细讨论了观察对方情绪的线索，找到合适的距离和培养同理心的内容，但现在既然我们思考的是如何将理论应用于现实生活，我们应该花点时间研究如何将这些步骤融入您的认可过程当中。

观察她的脸，从她的表情中可以看出什么？尤其要注意她的嘴巴、眼睛和嘴唇。她是紧张还是放松？她看起来是开心的状态，还是说她更多是担心？试着匹配她的面部表情。您可以从她的肢体语言中看出什么？她的手是紧握的吗？她的下巴是抬起的还是往里收的？她的身体向前倾吗？试着匹配您所观察到她的紧张程度。她的声音听起来怎么样？声调很高还是说话很慢？注意她的呼吸，快还是慢，深还是浅？试着匹配她呼吸的节奏。当您匹配或镜像模仿对方的面部表情和呼吸时，您会感受到何种情绪？试着回想之前有过同样情绪的情景。设身处地地体会、感受她的情绪。

靠近亲人时，试着感受双方合适的距离，即触及她的"边界"距离。当您靠近她时，注意她的舒适区。要注意她是向您移动（此时您离她太远）还是身体某个部位向后倾斜（此时您离她太近）。

请记住：对于大多数定向不良的老人，您需要保持正常的社交距离——相当于握手的距离；对于那些定向障碍的老人，您通常要靠得更近些；对于处于重复性动作和植物状态阶段的老人，您需要靠得很近，有时几乎是碰到鼻尖，以便让他们知道您的存在。始终注意对方的边界距离和对靠近或拉开距离的需求。在选择实施认可疗法的那一刻，您就需要暂时把自身的需求放在一边。

现在您可以开始了。

多丽丝和她的母亲

从宾夕法尼亚州到北卡罗来纳州家乡的车程很长，妈妈大约每两分钟就会问"这是哪个镇"。她一直问是因为她不知道自己在哪里。她的记忆就像破旧的电唱机针卡在损坏的凹槽中。她想知道答案，会控制不住地一直提问。她无法把这些信息记在头脑里，让它成为可以回想的记忆。

我们该怎么办？我们只能一次又一次地回答她的同一个问题。我们音调越来越高。我们知道她记不住。我们的旅程有 10 个小时，但感觉可能只有 15 分钟或 1 个小时。妈妈一直在说同样的话。她想知道她在哪里，我们也想告诉她，但我们之间沟通的链条断了，我们该如何解决呢？

为了找到答案，我们加入了妈妈所在的 Country Meadows 养老公寓的认可疗法家属互助小组。我们学到的第一件事是不去解决问题，因为我们无法解决问题。沟通已经断了，我们该弄清楚的是如何处理已经成为现实的损伤，因为妈妈是无法取代的。她不会改变，因此我们必须更具创造力，更有创意，更加耐心。当知道面临这个问题的不止我们一家时，我们稍感安慰。我们与家里有认知障碍亲属的其他人一样沮丧。与其他家庭交流成为我们及

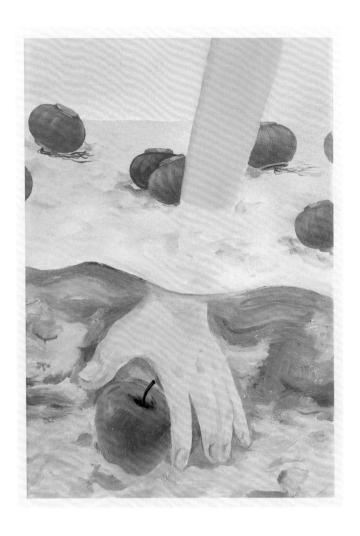

时释放压力的渠道。但我们了解到，首先是我们必须从妈妈的角度来审视这个世界，与她一起进入她的那个世界，适应她的局限性。

我们了解到，在这种情况下，她并不适合长途旅行。我们还知道，她需要用对话来填补途中车内长时间的沉默，因此我们要让她参与对话。我们每想到一个目的地的名字，就把它写在一张纸上，然后给她，这样可以让她少问一点"我们到哪儿了"。我们还可以让她找找路标，这样她还能"帮我们看路"。

我们是把妈妈训练得更好了吗？不，我们是在训练我们自己，我们在练习认可疗法。我们接受她的观点并从她的角度来看待问题，而不是试图强迫她遵守常规的社交行为准则。我们"纠正"不了她，所以就不要白费力气了，否则只会以沮丧和愤怒告终。

回到养老公寓后，妈妈问我们现在是不是在北卡罗来纳州。我们没有直截了当地回答"不是"，而是问在北卡罗来纳州长大的她最喜欢北卡罗来纳州的哪一点。我们引导她谈谈对北卡罗来纳州的记忆，她的成长过程和在那里认识的人。我们借用新闻报道中的五要素信息收集法（即"何人""何事""何处""何时"和"如何"）和她交谈，让她感觉舒适自由。我们需要知道的是她了解什么，而不是不了解什么。她生活在一个云里雾里的模糊世界，我们不能总是提醒她搞不清的东西，我们必须找到她明白的东西，让她相信自己是安全的。

当您母亲一遍又一遍地重复同一件事时，您该怎么办？

案例解读

母亲记不住问题的答案。这个答案对她来说又很重要，因为这与她的某一项基本需求有关。因此，每次感受到潜在的焦虑或需求时，她都会问这个问题。

问题解读

了解并接受这种行为是有因可循的。不去评判她的反复询问或不为此感到生气，这点很难做到，但更要想办法找出这一行为背后的原因。您的目标是深入了解她所认为的现实，并在这个现实世界中陪伴她。

认可疗法的步骤

第一步：做好准备——认清并抛开自己的感受，集中注意力，呼吸，放松。

第二步：观察她——仔细注意她的面部表情、肢体语言、声音和呼吸。通过镜像模仿、匹配技巧来增进对她的理解和培养同理心。

第三步：探索她的想法和感受。提问题，然后等她回答。

妈妈：我们在哪里？

您：您看到什么熟悉的东西了吗？

妈妈：没有！我们迷路了吗？

您：您看起来像是迷路了。您觉得呢？

妈妈：绝对迷路了！

您：现在有什么东西能让您感到安全呢？

妈妈：一切都很混乱。我喜欢一切都井井有条的。

您：怎么样才能让一切井井有条？

妈妈：让我知道我在哪里，要去哪里。

您：好的，这是地图。我们一起看看吧。

您：您以前迷路或感到害怕时，是什么帮助到您的？

妈妈：（叹气）我记得以前没有房子后，和父母一起开车的情景。我们一分钱都没有，都不知道要住哪里。我们几个孩子都很害怕，然后父亲开始唱歌，我们就感觉好受多了。

您：你们唱的是什么歌？

妈妈：让我想想，《我的心属于爸爸》《上帝保佑美国》《阳光灿烂的街道》。

您：那我们现在一起来唱吧。

——试着将妈妈所表达的内容与某项基本需求联系起来。在这个例子中，这位母亲似乎表达了对安全感的需求。那么，如何让她更有安全感呢？直接问她。

　　——能找到办法固然很好，但并不是每次都能找到。有时就是可能无计可施。在这种情况下，您需要接受母亲的恐惧或迷茫，并且只能从旁支持她。

　　您：恐惧和迷茫真是太可怕了！（充满同理心）

　　分担她的恐惧会让她感觉自己被接纳，她不再孤单。这可能会是一个亲密的时刻，是您可以谈论其他事情的时机。

艾伦先生和他的妻子琼

去养老院探望我的妻子，最让我难受的一点是她经常不认识我。我每天都去看她，全身心地照顾她，努力让她知道自己在哪里，停止出现奇怪的行为。她常常问我："我从这里怎么去工厂？"她有时会想见自己的父母。我真的不知道该说什么。每当我委婉地解释说她的父母已经去世或她已经退休时，她都不再说话，闭上眼睛，低下头。她把我拒之门外。很多时候，我发现她在走廊上走来走去，就像在检查生产线一样。她过去在工厂做的就是这个工作。我们的儿子来探望她时，她要么不认识，要么把儿子当成自己的朋友、兄弟或父亲，儿子对此也束手无策。这的确令人沮丧。我们不想让她一个人在养老院不去看她，但去了又似乎对谁都没有好处。

我和儿子受邀参加养老院家庭互助小组，他们向我们介绍了认可疗法。我们每周都去参加小组活动，过了一段时间才开始明白琼行为背后的意义。她的行为并不那么奇怪，它源于一种深层次的需求，她需要变得有用、富有成效、有安全感。琼再也回不到之前没有患定向障碍时的样子，对于我和儿子来说，我们必须接受她的现状，这是最难的事情。我们必须走进她的世界，与她

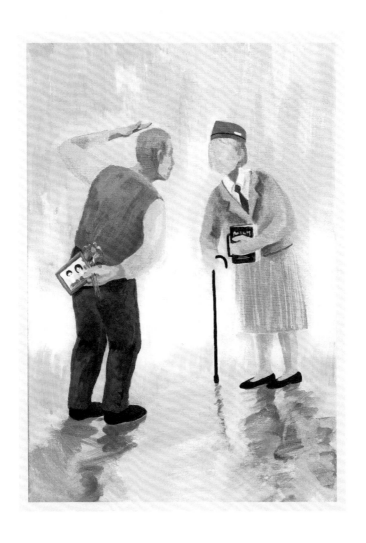

同行。在和她沟通的过程当中，我和儿子知道了很多之前从未听说过的关于我妻子的事情。我们了解了她的婚前生活和她的歌手梦，还知道她曾想去纽约追求梦想，但是结果像我们这代其他人一样，因为战争，她无缘圆梦。琼去工厂工作，为的是尽自己的一份力"帮帮前线的孩子们"。儿子则知道了为人母是她一生中最快乐的事之一，也知道了自己的出生和存在是如何改变了她的生活，这是他原来想象不到的。我想这应该是儿子与母亲最亲近的时刻了。

这么多年过去了，对我本人而言，学会以这种方式与妻子相处也让我改变了很多。像大多数男人一样，我从不袒露自己的感情。但在接受了她的现状后，我才知道琼为了跟我在一起放弃了多少。她告诉我，在相依相伴的多年时光里，尽管我从马背上摔下过很多次，她始终将我视为身穿闪亮盔甲的骑士。我仿佛在86岁的她的身上又看到了当年那个我深爱的20岁女孩的身影。在共同重温往事后，我找到了与现在的她相处的方式。

当您的妻子以为现在是 1942 年，您该怎么办？

案例解读

琼在精神上回到了她觉得自己最富有成效、最有价值的年代。

问题解读

我们都希望自己的亲人能一直保持他们的美好状态，当看到妻子陷入时间混淆的困境时，您感到震惊、失望和受伤，内心接受定向障碍患者所发生的变化实在是太难了！

认可疗法的步骤

第一步：做好准备——第一反应通常是惊讶，然后是悲伤，这些都是正常的、人性的反应。但是，如果您想与她交流、建立更好的关系，仅有这种反应无济于事，您需要做的是集中注意力，暂时抛开自己的感受。

第二步：仔细观察妻子，她在做什么？当您匹配或镜像模仿她的面部表情和呼吸时，您能体会到她的什么感受？

第三步：通过提问来探索妻子的内心世界。您的目标应该是了解当下发生了什么事，此时此刻有哪些事情对她来说很重要。

妻子：从这里到工厂怎么走？

您：你去工厂做什么？

妻子：你知道的，我得去检查生产线。有很多工作要做。

您：的确工作很多。除此之外，那里还有很多开心的事情吗？

妻子：当然，我所有的朋友都在那里，我们一起吃午饭。

然而，我们总是牵挂着在前线的孩子们。我们尽可能为战争出一份力。

您：你的工作表现一直很好。工厂里的生活是什么样的？

妻子：哦，我们过得很愉快。我每天早上去生产线，然后和姑娘们一起在餐厅吃午餐。下班后，我们就各走各的，相互说"明天见"。你知道，我们的生产业绩排名第一，因为我们明白自己在做什么，也清楚为什么要这么做。

您：这份工作好在哪里？

妻子：能参与一些重要的事。

您：说得没错，那一定是很棒的体验。我该走了，明天见，好吗？

妻子：亲爱的，明天见。

——试着发现您的妻子所表达的内在需求或情感。在这个对话中，您的妻子提到几件事：追求成效的需求，成为团队成员的需求。在情感上，她似乎对自己的工作感到非常自豪。如果您能发自内心地对她说"你做得很好"或类似的话，会加深她的自豪感，那会是一件很棒的事情。不要觉得必须要以特殊或重要的方式结束对话，当您必须离开，或感觉她精力不足时，要懂得适可而止。如有可能，尽可能在积极的氛围中结束谈话。

——您的妻子回到1942年是有原因的，她现在再也找不回那段时期的感受。不要太纠结时间混淆的问题，要重点关注她的感受和需求，体会这些感受和需求，这样您就会找到一个能与她愉快共处的交集点。

南希和她的母亲约翰逊夫人

　　我母亲对所有人都疑心极重，包括我在内。似乎在我们不得不卖掉她的房子并将她送去养老院后，她就无法再信任任何人。她走到哪儿都带着钱包，里面塞满了珠宝、手帕等东西。每次我去探望她，她都会反复问同样的问题："我的房子去哪儿了？"还抱怨她的老朋友雪莉老是拿她的东西。我希望她不要这样，我被她弄得精疲力竭，不再想去看她。我试图告诉她，我们必须"卖掉她的房子"，或说"妈妈，雪莉没有偷您的东西，她已经死了"。结果她大发雷霆，甚至大喊大叫。我最后哭着走了。

　　一位工作人员鼓励我参加家属互助会。去了以后，我发现自己并不孤单，这点让我很欣慰。我学会用新的方式与母亲沟通。我意识到她的行为背后是有原因的，母亲的愤怒源于她生命中失去了太多东西。我开始问："妈妈，谁拿走了您的东西？他们拿走了什么？还拿了其他的东西吗？有没拿过的时候吗？"诸如此类的问题。

　　这种方法似乎对我们俩都有效。她没有生气，我也没有沮丧。养老院的工作人员注意到，我们看望她后，她变得冷静多了，甚至心情很好。虽然我有时还是听不懂她说的话，但我努力不让她

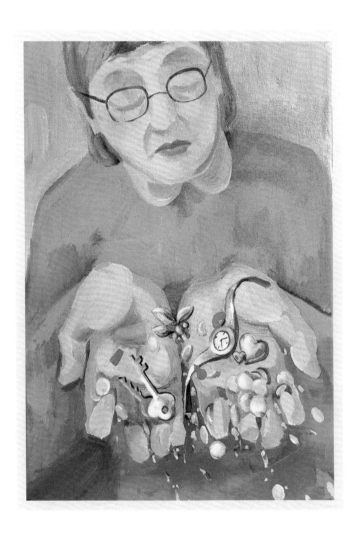

看出来。总之一切都大为改观。

抛开一切，进入母亲的世界

案例解读

在本例中，我们可以清楚地看到两种不同需求之间的冲突。南希想要一个"正常"的母亲，一个没有定向不良的母亲，而母亲需要的似乎是表达对于她所失去的所有的愤怒之情，可能想要否认这些损失发生过。

问题解读

母亲已经无法改变，如果你们之间想要建立某种积极的关系，您就必须做出改变。尽管这可能很难，但您需要抛开您的期望和希望，取而代之的是敞开心扉接受此时此刻的母亲。您的感受和需求真实、重要，但最好去向那些善于倾听并能以同理心回馈您的人倾诉，比如朋友、伴侣、咨询师等等，您母亲做不到了。

认可疗法的步骤

第一步：集中注意力、呼吸、清空所有情绪（沮丧、愤怒、悲伤）。这些不一定总是能做到的，需要不断练习。

第二步：仔细观察您的母亲，进行调整。

第三步：通过提问探索母亲的世界。设定目标：设法找出那些困扰她的事情。

母亲：我的房子呢？

您：您想念那所房子了吗？

母亲：当然了。我已经在那里住了35年，但他们夺走了它。

您：您最怀念它什么？

母亲：就是拥有它。

您：您怀念自己是房主时的样子。

母亲：没错。总有人要拿走不属于他们的东西，这是不对的。

您：您还怀念什么？

母亲：雪莉拿过我的东西。

您：都拿过些什么？

母亲：我母亲去世前送给我的珠宝，还有那些我喜欢的好看的绣字手帕。我那些好看精致的手帕——全都没了。

您：都没了！说说那些珠宝吧。您最喜欢的是哪些？

母亲：一个精致的金色胸针，上面有一颗小小的祖母绿宝石。那是我的最爱。（她叹了口气，愤怒渐渐被悲伤所取代。）

您：您失去了这么多。真令人伤心。

母亲：我曾经真的很难放下这些事，但我很高兴你现在陪着我。告诉我，孩子们最近怎么样？

——请记住：您无法把房子还给她，也无法让她承认时间才是窃取她心头之物的小偷。您能做得最好的事情就是对她的失落感表示出同理心，和她一起分担这种失落。要意识到，每次聊其他话题前，她可能都要先谈论自己的房子和珠宝。做好准备。当您承认并认可她的失落感时，她才有可能向前看。她失去过很多东西，对于她来说这是真实发生过的事。其实建立起同理心并不难，因为我们每个人都经历过失去，知道那种难过的感觉。

——当父母无法再照料自己的房子时，卖房子的重担通常会落在儿女们身上，这可能会两败俱伤。父母不仅失去了自己的房子，有时更重要的是失去了房主的身份，从而失去独立性。他们一下子变得依赖、老去、无能为力，最终失去任何追索或挽回的权利。可能您自己都没有意识到，因为售出了那所珍贵的房子，您感到很内疚。努力得到父母的原谅吧！只要父母接受了房子售出的现状，您就不会被愧疚之情牵绊。意识到是否存在这种情况很重要。现在的目标是建立一种积极的关系，建立起沟通的桥梁，给父母的晚年带来快乐，最好还有爱。

普拉切尔夫人和她的母亲

过去五年来，我一直和我的母亲生活在一起，在家照顾她。她83岁那年开始无法自理，我就搬来跟她一起住了。尽管我有20年的护理经验，但这日复一日的情绪压力依然超出我的预料。

有时妈妈会忘记我是谁，我为什么会在那里。她会对我大喊大叫，让我滚，别烦她。她需要人帮助她洗澡、上厕所、穿衣服、做饭、吃药，几乎什么事都离不开人。她已经没有时间或季节的概念，也不知道外面是冷还是热。

有一次，她在仲夏时节唱圣诞节歌曲。我应对的办法就是保持镇定，像对待任何患者一样对待她。当她说错话或出言不当的时候，我心平气和地、委婉地纠正她。我努力和蔼宽容地关心她、照顾她，就像我小时候她照顾我一样。我的耐心到了慢慢耗光的地步，担心得晚上无法入睡。我不再和朋友出去玩，也不好意思邀请朋友到家里来。我的生活完全以母亲为中心，这已经成为我无法承受之重。

我在上网的时候偶然发现了一篇有关认可疗法的文章，对此很有兴趣。看完文章后，我尝试了其中的一些技巧，有时会有效，

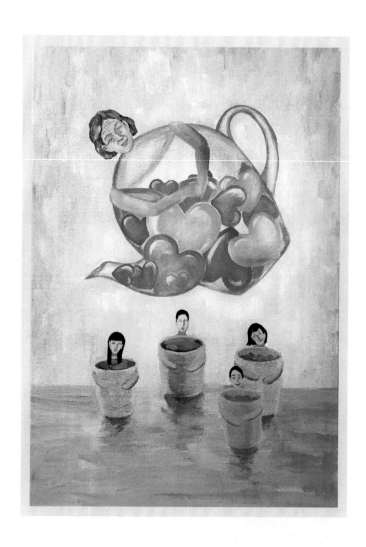

但我母亲的行为还是没有任何改变。我读了一些关于家属互助小组如何照顾定向障碍亲人的资料。我以为自己不是那种会加入这样一个小组的人，但我确实已经毫无办法了。所以我加入了，想着如果不自在就退出。最让我震惊的是，每个人的感受都极其相似，大家遇到同样的问题，他们都和我一样感到沮丧和无助。小组负责人是一位和我一样有多年护理经验的护工，她接受过认可疗法培训。她超级棒，能帮助我们每个人换个角度来审视我们的亲人。我终于意识到，我不得不放下。我必须停止试图改变母亲的想法，不再一直纠正她。

　　另一件让我很难理解的事情就是表达情绪对我母亲而言是一件好事，并不会让我们的相处变得更加困难。我不是一个情绪化的人，但我可以理解，因为母亲已经无法控制自己，所以她的情绪要发泄出来。我可以看出，在她表达各种各样的情绪（例如愤怒或悲伤）后，她会感觉好受些。这样做比原来要更好。当她忘记我是谁时，我不再觉得受到打击，而是意识到她可能把我当作象征符号，代表了某位故人。我试着问她这样的问题："这是什么时候发生的事？"我试图弄懂她的话，而不是试图纠正她。这种办法乍一看很愚蠢，难以问出口，我花了一点时间才适应。现在回首，我可以看到家里发生的巨大变化。我不再强迫母亲接受现状，也不去纠正她，母亲和我相处得更融洽了，她不那么经常冲我发怒了，情绪变得更平和了。实际上，我们一起畅聊她的过去，我了解了很多我以前不知道的事情。

我意识到母亲没有变成孩子

案例解读

当母亲有定向障碍时，您会感到痛心、悲伤、愤怒，失落感倍增。为了克服这一切，有些人唯一的念头就是帮助她改善情况，或控制一切。这样虽然会让您远离不愉快的情绪，但也会让您与母亲疏远，因为这样做是在否认她的需求和感受。从事辅助性专业的人（例如护工、老师或其他护理人员）常常会陷入"帮助者心态"。这相当于建立起一种等级关系，病人、学生、患定向障碍的父母是被动接受的一方，而您处于优势的地位。成年人之间的关系更有利于建立信任和增进沟通。尽管您的母亲可能因为失去社交控制或时间观念而像个孩童，但她是一个积累了一生的经验、记忆和智慧的成年人，需要像成年人一样被尊重和对待。

问题解读

您可能没有意识到您把患定向障碍的母亲当作孩子一样对待。不信听听自己跟她说话时的口气，这通常是最有力的线索。您是否用的是"老师的口吻"？如果您没有意识到或对此有所怀疑，可以把您与母亲交谈的内容录下来。请注意一下您的措辞。

您是否说的是"我们"而不是"您"？例如："我们去洗手间好不好？"您是否感觉一直在努力控制自己，胸口或喉咙有紧绷感吗？这些都是其中的一些线索。

认可疗法的步骤

第一步：集中注意力、深呼吸。设定目标：带着尊重和爱去探索。

第二步：仔细观察您的母亲。她在做什么？做得怎么样？表现出什么样的情绪？使用匹配法和镜像模仿法。

第三步：与母亲对话，目的是设身处地体会她的情绪。

母亲：出去！别烦我！

您：您想做什么？

母亲：我可以照顾自己！

您：有人照顾您有什么不好？

妈妈：我不喜欢事情变得乱七八糟。不要乱、乱、乱。要讲究、讲究、再讲究。

您：哪里乱了？

母亲：孩子们要清洗干净，穿着要讲究、讲究、讲究。

您：您把孩子们照顾得真好。您想念那段日子吗？

母亲：我爱我的孩子们。看，一、二、三个孩子。我们现在要让他们准备好。（唱起歌来）小蜘蛛爬呀爬到水管上。

两人：（唱着歌）哗哗啦啦雨来啦，蜘蛛蜘蛛冲走啦。红红太阳升上来，雨水雨水蒸干了。小蜘蛛又爬呀爬到水管上。

您：我记得您以前总是给我唱这首歌。您现在要收拾一下吗？

——不用担心对话的逻辑性。只要能与她分享感受和交流，您就成功了。这位母亲希望让他人感到自己有价值，希望能照顾孩子。如果把她当孩子一样对待，这一需求就无法满足。您可以和她一起，接受她的现状，享受母亲的温暖。

吉尔和她的外婆

我叫吉尔，今年 13 岁。我的外婆 78 岁了，她被医生告知患上了阿尔茨海默病。她以前是个很有趣的人，我们去购物时，她会给我买很炫酷的玩意儿。有时候妈妈生我们的气，但外婆只会说："嘿，想想你们自己小时候的样子。"

我记得外婆开始变得奇怪起来。有一次，她忘了去学校接我。她压根就没有出现在学校，当妈妈问她时，她非常生气，试图把错误推到妈妈身上。还有一次我们去购物，店里的人嘲笑她，她火冒三丈。她在 6 月就想要一本圣诞节的书。类似的事情越来越多。外婆变得很易怒，为此我感到很害怕。有一天，我和她在一起，她冤枉我偷了祖父给她的戒指。她冲我大喊大叫，骂我。我开始哭，不想和她待在一起。我不知道她会做出什么事。

后来，为了更好地了解外婆，我和妈妈去上课。学完有关课程以后，我明白了外婆的病，我应该如何去看待她对我做的那些事情。有一个内容我很喜欢，就是如何"集中注意力"或放松。它可以让我平静下来，知道自己是可以的。我似乎比妈妈更容易做到这一点。即使外婆生气了，我也可以做个很好的倾听者。我不再想她为何对我生气，而是学会了如何在她生气时与她交谈。

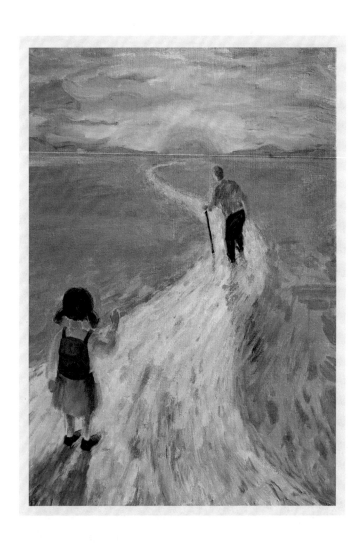

外婆老觉得别人偷她东西，见谁都指责。我了解到这可能与她的过去有一点关系。她小时候碰上经济萧条，家里非常穷。外婆可能意识到自己失去了记忆，这对她来说就像被抢劫一样。通过学习我知道我最好问她：他们偷走了什么东西？什么时候偷走的？在哪里偷走的？当我问她这些问题时，她不再像以前我试图否认有人偷她东西时那么生气。知道如何处理这些状况后，我好受多了。她可能还是会生一会儿气，但气过后就没事了。我去探望她的时候，情况比原来好多了。

教年轻人如何与定向障碍的祖父母建立联系

案例解读

外婆的定向障碍行为令吉尔无法理解，她感到害怕。曾经温暖、充满爱的关系被恐惧和不安全感取代。从外婆的角度来看，她把孙女当作象征符号，把她当作以前认识的一些人，把过去压抑的情绪都发泄在孙女身上。

问题解读

吉尔最需要帮助的地方是了解情况和建立联系的期望。为了在外婆与孙女之间建立积极的关系，吉尔要接受一个现实：外婆不能再像以前一样了。吉尔需要别人帮她找到另一种跟外婆相处的方式，并对外婆的行为作出反应。

认可疗法的步骤

第一步：就像吉尔在故事中所说的，青少年要放松和集中注意力相对比较容易。

第二步：虽然观察总是认可流程的第二步，但在这种情况下，大人需要先观察，然后将这些信息翻译给孩子听。吉尔需要了解与外婆行为有关的信息。

您应根据孙子（女）的年龄向他们简单解释定向不良和定向障碍的概念。像吉尔这么大的孩子，您可以解释得复杂一些。对于年龄小一点的孩子，要简单地进行解释。要使用正面而不是负面措辞，不要说"外婆现在疯了"；相反，您应该解释："外婆正处于生命的最后阶段。她健忘是因为她的大脑无法像以前那样正常工作。随着时间的推移，有时她会犯错，例如现在是夏天，她却以为到了圣诞节。我们无法让她变得更好，只能去接受这种状态的她。"

解释老年人行为异常时提一提她过去的个人信息很重要。

"外婆以前生活得很苦。在和你差不多大的时候，她遇上了经济萧条。那时很多人破产失业，外婆的父亲也失业了，全家人不得不搬家。那真是很可怕的经历。外婆在很长一段时间内都很穷，全家都在努力渡过难关。她长大后，情况才变好，但我想她从未忘记过那些艰难的时期。她对金钱和个人财物非常谨慎。所以现在当她丢东西和不记得钱包放在哪儿时，她就会抱怨说是被偷走了。她觉得自己像被抢劫了一样，就好像她还是小女孩的时候，她拥有的一切都被夺走了。"

第三步：帮助孙子（女）采取特定的方法应对那些经常发生的情况。

当外婆有时间混淆问题时（例如在夏天要圣诞节的书），你的做法是：先呼吸和放松；然后看着她，问她："怎么了？"听她的回答，努力了解她的想法。提类似的问题："上一次这样是什么时候？""是什么让您想起那件事的？""您在我这么大的时候是什么样的？"

当外婆生你的气时，先呼吸，努力放松；记住，她气的主要是变老这件事，而不是你。问她："是什么让您这么生气？"认真听她回答。

以下是一些简单的注意事项：

不要纠正或指出她的错误。

尽量集中注意力，不要沮丧或生气。

认真倾听，关注她的世界、她的现实。了解发生了什么事。

努力了解她的生活。像所有老年人一样，她一生经历了很多事情，有很多有趣的故事可以说。可以让她讲以前的故事。

——建立外婆与孙女之间的积极关系才是目标。分享过去的故事，让有爱的接触成为构建积极关系的基础。她们可以共同建立让双方都满意的关系。

——孙子（女）和外婆之间积极接触会产生另一个积极的结果，就是青少年学会如何接近老年人，没有恐惧，只有接受。学习如何与外婆打交道是学习如何应对自己衰老过程的开始。尽管将来似乎还有很长的路要走，但她现在学到的东西会伴随她一生。作为父母，请认识到您教给孩子的态度很有可能伴随着她长大，影响她一生。对衰老持积极的态度有助于她接受人生中的种种舍与得。

马克斯和他"一直在等待约翰尼"的妈妈

　　探望母亲是一件很难的事情，特别是对我这个长子来说。她脸上总是带着失落的表情。养老院的工作人员告诉我，她心情挺好，但很不愿意参加任何活动。她整天坐在房间附近的长凳上，手里拿着钱包。每当有人停下来跟她打招呼，她都会说："我正在等我的约翰尼回家。"约翰尼是我的父亲，两年前因癌症去世。他一直在家照顾我的母亲，直到生命最后一刻。我和妹妹知道我们应该多去探望他们，但父亲一直说他们很好。母亲向来是个充满朝气和乐趣的人，而现在……她只是坐着。我们所有的鼓励都不能激起她对任何事情的兴趣。"不行，约翰尼回家时，我不能不在。他上岸后会想见我，我不能错过。"我的父亲是职业海军。我母亲大部分时间都在等着他。"爸爸的船延误了，他希望您先回家等着"或"妈妈，爸爸不会回来了"——说这样的话让我很内疚。这似乎会让妈妈更加不安，甚至变得烦躁。

　　有一天来看她时，我比平常来得早，碰巧听到妈妈在和一位工作人员交谈。她们像好朋友一样说话。

　　工作人员问：他一般都准时上岸吗？有没有迟到？您有多想

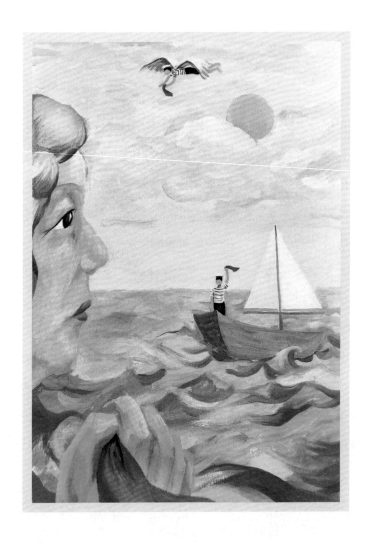

他？最想念他什么？母亲在对话时的反应让我欣喜不已，倍感惊讶。"您是在哪里认识约翰尼的？""您最喜欢他哪一点？""他平时不在您身边，生活会变得多艰难？"讲到这里，母亲流泪袒露自己的寂寞。她目光清澈地看着那位工作人员，说："约翰尼真的不回家了。"工作人员就握了一下她的手，就一会儿。母亲看上去还算平静。

后来，我与这位工作人员交谈，并开始加入家庭互助小组，了解有关认可疗法的内容。跟母亲待在一起的时候，我开始学会放松，与她谈论她的需求。我学会了和她一起哭、一起笑，或者只是坐下来静静地陪着她。母亲喜欢音乐，我慢慢地也能自在地哼唱一些记忆中她喜欢的歌。我甚至学会了和她跳舞，并借此在她开始失去语言能力时与她保持联系。母亲现在已经去世了，但和在她生命最后几个月的共处时光是我最美好的记忆之一。

接受母亲现在的样子

案例解读

母亲以等待的方式表达自己对丈夫的爱和需求，就像过去经常做的事一样。她没有接受住在养老院的现实，也不想顺从周围人对她的期望，包括她的孩子们。

问题解读

本例中的儿子很难接受母亲出现定向障碍。看到母亲不再关注于现实可能会令他感到痛苦、震惊、恐惧或极度悲伤。这是父母患有定向障碍的孩子们面临的最困难的问题之一。但我们必须面对现实，先处理好自身的失落感。这位儿子需要认识到问题出在他的期望上，而不是他的母亲身上。在建立充满支持和爱的关系之前，他需要先接受她的现状。

认可疗法的步骤

开始认可前，要以新的角度看待问题，这一点很重要。与其按自己的规范和价值观看待母亲的行为，不如换个角度去看待。以下是要考虑的几点：

——对有时间混淆问题的人实施认可疗法时，有一个神奇的地方在于他们会同时展现出多种意识层面。您的母亲知道丈夫已经去世，但还是说自己在等他。这就是为什么当您说"他延误了"时她没有做出积极反应的原因。您可能一直努力让她好受些，但她知道您在说谎。

——您的母亲似乎很愿意坐着等自己的丈夫。她可能是定向障碍患者，还有时间混淆问题，但她似乎对目前的状态感到比较快乐。当然，她有时也会感到孤独。她失去了生命中的伴侣——

一个曾是她生活重心的男人。这种损失永远都无法弥补。丈夫是无法替代的，她也不想让他被取代。她想把他和关于他的记忆留在身边，所以她一直在坚持一件事情——等待他的船驶入家的港湾。

第一步：采用集中注意力法来帮助您清除自己的杂念和感受。要认识到这意味着您必须承认母亲已经不再是从前的她了。这很重要，有时也很难做到。为自己设定一个特定的目标："我想知道我母亲现在是谁以及她在想什么。"

第二步：仔细观察您的母亲。试着培养同理心，切身体会她当下的情绪。

第三步：探索母亲的世界，试着陪伴她。

您：妈妈，您好吗？

妈妈：哦，你好。我在等待约翰尼回来。

您：您等了很久吗？

妈妈：是的，但他一定会回家，在漫长的旅行后他会想见我。

您：他走后您想念他吗？

妈妈：当然了。

您：您最想念他什么？

妈妈：我很孤独。他很坚强。他握着我的手，我们凝视着对方。

您：他能带给您安全感吗？

妈妈：安全感、温暖、圆满。

您：圆满！他让您变得完整是吗？

妈妈：就是这样。独自抚养孩子和照顾家里的一切不是一件容易的事。

您：我知道，您把我们照顾得很好。您以前一直和爸爸唱的那首老歌叫什么名字？《让我叫你一声甜心》。(母子俩一起唱歌)

——母子俩一起唱歌的过程中，儿子可以帮母亲找回安全、温暖和圆满的感觉。一起跳舞也可以做到这一点。这似乎是这次对话中表达出的最强烈的需求。儿子还可以围绕"独自抚养孩子以及她所经历的困难"这个主题与她交谈——如果她愿意参与的话。

在母亲的晚年与之建立亲密、充满爱的联系，对母子两人而言都是一份礼物。它有疗愈的力量，可以圆满解决之前从未解决的问题，让母亲最终安详离去。接受母亲的现状——包括她时间混淆的问题——也将打开通往另一层关系的大门。您的收获会和母亲一样多。

艾米丽和她的丈夫塞缪尔

　　我和塞缪尔结婚的时候我只有 23 岁，他 25 岁。他现在已经 82 岁了，我还清楚地记得 57 年前的那天。他紧紧地抱着我，说我们永远不分开。后来他有机会去做一份高薪的工作，但因为需要经常出差，他拒绝了。我们没有孩子，但后来我们觉得彼此在一起的生活是完整的，相互厮守，幸福圆满。

　　知道过去的我们多么幸福，就知道后来的我在得知塞缪尔患上阿尔茨海默病时多么措手不及，完全无法应对。他忘了我是谁。在我温柔地提醒他后，他有时会记得，有时不会。我会大喊道："塞缪尔，是我，艾米丽，你的妻子！"那段时间我哭得比以往任何时候都多。

　　5 年前，一个晚上发生的事让一切变成了一场危机。在参加完女性俱乐部的每月聚会后，晚上 9 点我回到家。塞缪尔看到我后，开始大喊："滚出去！我怎么会让一个陌生的女人到家里来，我妻子会怎么说？出去！"我回答道："塞缪尔，我就是你的妻子！我是艾米丽！"我要疯了。他的眼神如此陌生，远得仿佛在另一个世界，而我却不知道如何靠近他。他把我推到门外，再锁上门。我站在我们住了多年的房子的门廊上，不知所措。我坐下

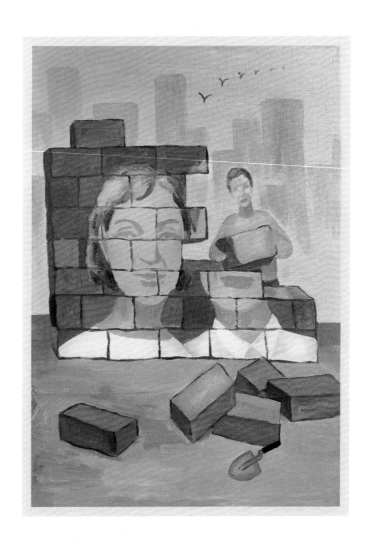

哭泣，不知道该做什么，也不知道该找谁帮忙。半小时后，我走到后门，从那里又进到家里。这次塞缪尔只花了一分钟就认出了我，后来那个晚上一切正常。

女性俱乐部的一位朋友跟我说了有关认可疗法的事，并把这本书作为礼物送给了我。听说认可疗法的创始人内奥米·费尔要开一个讲座，我就报名参加了。毫不夸张地说，听完后我很受启发。我离开讲座的时候充满了希望。虽然我无法改变塞缪尔的病程，但可以改变对他的回应。我必须从他的角度看问题，而不是试图说服他我的观点才是正确的。没错。下次当塞缪尔认不出我时，我不会再争论。这虽然很难做到，但行得通。一旦我能做到不急着为自己辩护，我就开始问一些简单的问题，例如"你的妻子什么时候回家？"或"她长什么样子？"。对于后一个问题，塞缪尔把我夸得无与伦比。听得出他确实这么爱我，感觉真好。他讲完后，我发现他又认出我了。他握住我的手，吻了我的额头。我俩眼里都含着泪。我不知道塞缪尔的病情将如何发展，或者我们还会面对什么困难。但现在，我觉得我可以应付。

"形同陌路"犹如置身地狱

案例解读

没有什么比被患定向障碍的亲人视为陌生人更糟糕的事情

了。当您的母亲、父亲或丈夫不认识您时，您会备受打击，感觉这就像在剥夺您的身份，您可能会因此茫然失措。正常的社交行为准则突然被按下暂停键，您的过去就像被一键清除一样。您可能会想："好吧，如果我的丈夫不知道我是谁，为他做的事情意义何在？"要知道，您的丈夫在某种程度上确实知道您是谁。您与他的过去仍然存在，您还是您。但在没认出您的时候，他心里在想着其他事情，这些事情可能与您无关，那是过去的事情。您可能是一个象征符号，代表着其他人。

从塞缪尔的角度看，则是另一番情况。塞缪尔要找的是长着棕色头发的妻子，和他结婚的那个妻子，长得像多年前的那个妻子。他不认识眼前这个白头发的老女人。他也不觉得自己是老人，因为他以为的现在就是过去。想象一下从他的角度看会是什么样子。他在某种程度上知道他依赖于您。没有您，他会很困惑。现在进来了一个陌生的女人，他困惑了，陷入了存在潜在危险的可怕局面中。他的反应是将这个可怕的人推开，以求自保。

问题解读

塞缪尔需要用时间将过去和现在联系起来，消除认不出您的那阵恐慌。您可以保持镇静并尝试与他交谈，以这样的方式帮助他。他会从语音语调、触摸、眼神或许还有微笑中认出您。和他建立联系的渠道不是直接的，也没有逻辑或道理可言，您需要找的是一条情感之路。

认可疗法的步骤

第一步：通过了解情况减轻一些痛苦，用正确的角度看待问题，经常练习集中注意力的技巧。为渡过这些难关，您需要暂时抛开自己的感受。对您来说，有一个可以表达自己感受的地方固然重要——但不要在和丈夫相处的时候发泄。训练自己的呼吸，放松，思考丈夫为何会出现这一反应。开始关注他的感受和需求，而不是您的感受和需求。

第二步：仔细观察他。有时专注于非常具体的身体特征有助于保持客观认识。试着找出通常他在认不出您时所展露的特征。如果您能发现丈夫在这种情境下所出现的身体变化，您以后就可以识别出他的这种状态，也不会因为他认不出您而感到惊讶。

第三步：通过提问来了解丈夫的世界。尊重并体会他的情绪非常重要，能对他有同理心就更好了。

塞缪尔：你在做什么？你是谁？

您：你在等谁？

塞缪尔：我妻子随时都会回家，你最好在她回来之前离开这里。

您：她长什么样子？

塞缪尔：她有一头乌黑的卷发，棕色的眼睛。她个子不是很高，她会到我这里来。

您：你最喜欢她什么地方？

塞缪尔：她很温柔，很在乎我，她一直陪在我身边。

您：她都会回家陪你吗？

塞缪尔：是的。我们一直在一起，一直都是。

您：她一直都在你身边。她不在时你会怎么样？

塞缪尔：那太可怕了，我不能接受。

您：你会感到迷茫和孤独吗？

塞缪尔：是的。

您：（从他的眼神看出他认出您了，触摸他的脸）我现在就在这里。

塞缪尔：真的是你，一起喝杯茶吧！

——这就是特定触摸可以发挥作用的地方。特定触摸是感官体验和情感之间的纽带（请参阅第二部分中有关特定触摸的介绍）。

如果您可以将触摸和爱以及安全感之间联系起来，当丈夫不认识您或感到害怕和困惑时，您可以通过特定触摸的方式提醒他。您可以在上述对话中使用特定触摸的方式。这种方法在最初那股强烈的情绪得到表达后效果最好，所以不要一开始就急着用特定触摸的技巧。先交谈，然后再使用特定触摸法。

　　——寻找不同的方式与丈夫建立联系，这是很值得一试的方法。抛开您的期望，您会更释然。即使在这种非常困难的情况下，您也可以通过积极的、有建设性的方式来审视和应对。总会有分享喜悦和爱的时刻，而这些时刻会赋予您力量，助您渡过难关。

海伦和她的姐姐梅丽尔

梅丽尔是我的姐姐，她患有阿尔茨海默病。我叫海伦，是梅丽尔的小妹妹，梅丽尔比我大 17 岁。一直以来，我把她看得比生命还重要。母亲去世后，梅丽尔连眼睛都不眨一下就肩负起母亲的角色。现在，我知道，79 岁的她，简单的小事对她来说都很困难。我的姐姐完全沉浸在自己的世界里。

她的朋友和邻居开始注意到她的变化，他们发现得比我早得多。但是总有需要面对的一天。对我来说，当姐姐搞不清楚类似于灯泡怎么坏了之类的简单事情时，或是当她反复把自己锁在屋外时，我开始意识到她出了问题。邻居一家人发现她整夜都在外面游荡。我做过最难的一件事是让她从家里搬到养老院。她很生我的气，要我带她回家，求我不要把她关起来，我们的交谈进行得很艰难，我不知道该怎么办。我试图告诉她我们只是要修修房子，但我感觉对她撒谎是不对的，她似乎也知道这是个谎言。我告诉她几天后我会带她回家，这似乎能让她平静一会儿。我知道这样做是不对的，但我还能怎么办呢？

有一天，邻居打来电话，说我姐姐站在她家门前。她不知怎的自己离开了养老院。我花了很长时间说服她上车，她最终还是照做了。我带她回到了养老院，一个她讨厌的地方，一个她感觉自己被抛弃的地方，一个她想逃离的地方，一个她觉得不能保证安全的地方。对梅丽尔和我来说，这简直令人绝望。我觉得自己背叛了世界上一直在守护我的那个人，我自己把这一切弄得一团糟！

　　我姐姐所在的养老院以互助小组的形式给予了理解和帮助。我从中学会了如何更有效地应对姐姐的行为，学会了倾听，以及在她痛苦和悲伤时陪伴她。我从来没有意识到她失去了这么多，有这么多的悲伤。失去心爱的家的悲伤比我想象的要强烈。健忘及失智的恐惧折磨着她。如何让她适应生活——这种困惑使我开始思考自己老去后的样子。有时我们沉默地坐着，我学会了安静。我们也会谈很多事情。我喜欢听姐姐聊起关于我们父母的记忆，这让我俩都很满足。我们像很久没有交谈那样畅所欲言。我可以更好地倾听她所说的一切。哦，天啊，她有好多话要说。她依然想回家，我能接受她的这种想法永远都不会改变。但我现在可以更好地应对。我知道总有一天她不会再要求回家……她什么都不会做。她提出的那些难以回答的问题将成为我一段喜忧参半的回忆。我知道，无论她有多少困惑，她永远都是我的姐姐。

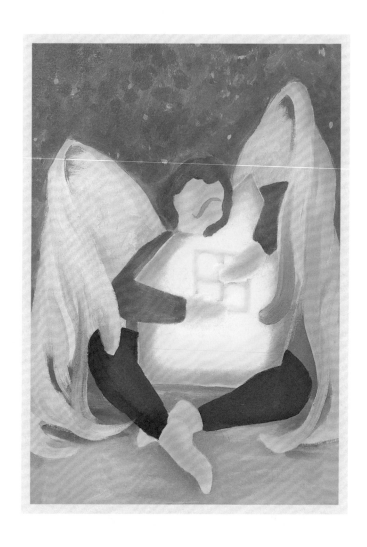

她说"我现在要回家！"该如何处理

案例解读

梅丽尔拼命想"回家"，因为她想获得安全、保护、独立和健康。这些感受或需求是和"家"联系在一起的。每个人都有与家的独特联系。家可以是成年、价值、地位甚至身份的象征。一个人待了大半辈子的家不仅仅是一座建筑物或一个地址。海伦之所以感到束手无策、沮丧、内疚和绝望，是因为除了让姐姐去养老院，她别无选择。

问题解读

对做出决定的人来说，让一个亲人从家中搬到养老院常常是五味杂陈的。即使您知道这是目前最好的办法，您也会感到内疚。这种负罪感会无意识地表达出来，例如，一遍又一遍地努力让亲人接受和享受新的环境，或者对她表现出的愤怒和拒绝不予理会。海伦很难敞开心扉接受梅丽尔的情感表达，因为她自己的情绪就很压抑。

认可疗法的步骤

第一步：当您姐姐说"我现在要回家"时，您首先要集中注意力。抛开自己的感受。提醒自己：此时此刻的目标是与您的姐姐建立一种充满爱和信任的关系，然后帮助她表达自己的感受和需求。您在认可她后再恢复自己的感受，这一点尤为重要。试着处理好与姐姐的关系之后再处理自己的感受。她可能不会倾听您的感受，她被包裹在自己的世界里，正在为自己的未竟之事而苦苦挣扎。她无法直接帮助您，您需要另找一处地点、一个人或一个集体寻求支持。

第二步：观察您的姐姐，这样做至少有两个好处。通过观察可以帮助您专注于一些客观的东西，给您提供一些线索，让您去了解姐姐的想法。

第三步：开始探索她的世界。

梅丽尔：我现在必须回家！

您：发生了什么事？

梅丽尔：我被锁在这里，出不去。我不想待在这里，我要离开。帮我！是你把我关起来的，带我离开这里！

您：这里最不好的事是什么？

梅丽尔：这里什么都不好。大家都疯了，那些护工根本不管。我什么东西都找不到。我不属于这里。

您：那您属于哪儿？

梅丽尔：我家——柳树街86号。

您：您最喜欢柳树街那个房子的哪一点？

梅丽尔：那里才是我的归处，我所有的东西都在那里，在那里我可以照顾每个人。

您：您属于那个家。您一生都在照顾每个人。

梅丽尔：对。母亲过世了，其他人陆续离开了，父亲过世了，而我依然在那儿，一直在那儿。

您：您是我们所有人都依赖的一块磐石。没有您，我们该怎么办？

梅丽尔：你一直都很乖，永远不会像比利那样惹事，但你太脆弱了，我一直担心你受伤。还记得玛莎在学校欺负你时，我去和校长理论吗？

您：不，我不记得了。跟我说说吧。

梅丽尔：有一天吃完午饭回家的路上，玛莎取笑你。我记得那时是春天吧。无论如何，你吃完午饭回家后很害怕，怕她会殴打你什么的。午饭后，我和你一起走回学校，和玛莎好好谈了谈，然后就直接去了校长办公室，告诉他必须处理那个女孩。

您：您是伟大的守护者！我记得。梅丽尔，谢谢您当时这么细心地照顾我。（两姐妹静静地坐着，手握着手，微笑）

——在前面的对话中，梅丽尔想当"管家"和守护者的需求得到了支持。这是她关注的主旋律。她的这一身份得到支持后，她就可以忘掉眼前"回家"的需求。您找到了一个很好的方法与她一同分享某些回忆，并帮助她感到自己更有价值。

萨拉和她的妈妈

我叫萨拉。我妈妈和我一起经营家族企业已有 25 年。从 18 岁开始，我就每天与父母一起工作。10 年前，父亲因癌症过世了。从那时起，就只有妈妈和我相依为命。

我的妈妈一直很独立、坚强，而且是一个优秀的女商人。我记得父亲跟人说过，如果不是因为妈妈有良好的商业头脑，我们的家具生意早就失败很多次了。

因此，几年前我自然不愿相信妈妈所做的一些事情：账目乱七八糟，交货出错，账单没付款。一个星期天的早晨，她打电话跟我说我上班迟到了，而我们周日从来不营业。当我告诉她时，她很生气，试图告诉我那是星期一早上。我去到店里时，发现她就像失了魂一样坐在办公室里。我被吓到了，尤其当我想起她是一个人开车来上班时。当我坚持开车送她回家时，我们大吵了一架。她说："我不蠢。小姑娘，是我把你养大的……不是你养我。"我一路跟着她回家，她没出什么问题。我觉得她甚至都不知道我跟在她后面。她下车，走进屋子，但没给车熄火。车停在车库里，车门关上了车还在运转。我找到她，又一次带她看自己的所作所为时，她很生气，说我是要让她看起来像个疯子。她甚至指责我，

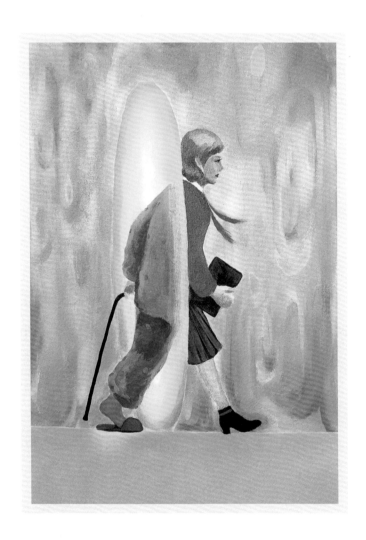

是我故意把车启动，让她难堪。

我的故事可能和其他人的不一样。我们还算幸运。我的小姨是一位仁慈的修女，修道会允许她搬去和妈妈一起住，以便照顾她。毫不夸张地说，她一直就像天赐的帮手。随着时间的流逝，妈妈越来越难搞。她常常因自己的混淆而倍感焦虑，并且坚称自己对现实的看法是对的。她经常会在半夜穿戴整齐，坚持要求去店里。小姨和我越想告诉她真相，她就越固执。我们所有人都没办法了，哭着把她锁在家里。真是一场噩梦！

出于某种原因，我很久以前读过认可疗法的书，然后就丢到一旁了。谢天谢地，我是一个有收集癖好的人。我找到了那本书，然后和小姨一起阅读，尝试应用里面描述的技巧。我们俩都曾试图进入母亲的世界，想努力了解她对工作和富有成效的需求。跟她谈生意、征求她的建议、给她看旧账本——这些似乎都对她有帮助。她把这些账簿夹在胳膊下，到每个房间清点库存，偶尔询问有关家具的问题，还就分组难题提些建议。我们经常重新布置家具，而且，只要付出这个小小的代价就似乎可以让我妈妈安心。它一直都管用吗？不，有时她还是很困惑，但在大多数情况下它确实有用。

为什么撒谎、对峙和演戏没用

案例解读

即使母亲是定向障碍患者，有记忆问题，她依然希望成为卓有成效的人，因此她通过努力延续日常工作来表达这种需求，她已经陷入自己的世界，一个让她感到充满生机和实现自我价值的世界。

问题解读

萨拉通过多种方式应对母亲的定向障碍行为，包括对母亲的错误信念将错就错、转移她的注意力以及让她面对现实。这些方法有时会在短时间内起作用，但通常会诱发更强烈的怒火或导致母亲继续退缩至自己的内心世界当中。

出于为"病人"好的目的而编织的谎言有时被称为"治疗性谎言"。但是，定向障碍和定向不良患者会在前意识层面上知道现实是什么。只是，这种现实目前对他们没有帮助。它要么太痛苦，令人难以接受；要么不相关或不重要。处于生命最后阶段的人们通常会陷入回忆中，努力解决过去的未竟之事。当下的现实不是这一过程的一部分。例如，如果您假装相信那一天是周一而不是周日，那么您的母亲在潜意识中会知道您在假装，这样就很难建立信任关系。要建立基于信任和爱的关系，这样才能通畅地沟通。

在演戏和对峙之间有一条折中路线——接受患定向障碍亲人表达的个人现实，且知道她的行为有因可循。要意识到，您不必安抚您的母亲为让她平静下来，也不必"让她回到现实中"，而是努力去弄清她的行为和信念背后的原因。如果您可以满足她的基本需求，那就可以帮到她。

认可疗法的步骤

第一步：集中注意力。放松身体、深呼吸。

第二步：观察您的母亲，匹配她的情绪。通常您只需镜像模仿她的嘴、下巴和眼睛的动作，就可以捕捉到她的情感，培养同理心。试试吧！

第三步：探索当前发生的事情。忘掉上次与母亲交谈时的情景，也不必担心将来会发生什么，着眼于当下。

您：您好，妈妈，发生什么事了？

妈妈：我得去店里。我们要迟到了。你在这里做什么？

您：我来看看您在做什么。您迟到多久了？

妈妈：你知道，我们是早上 10 点营业。现在几点？

您：您觉得迟到了吗？

妈妈：什么都迟了。

您：您总是很准时。爸爸一直说，如果没有您，我们的生意会倒闭的。您从哪里学到这些的？

妈妈：从我妈妈那里学的。她总是说：要准时，最好早10分钟到。我教过你的，永远要准时；文书工作要及时更新、保持整洁。

您：妈妈，在店里工作，您最喜欢哪一点？

妈妈：我喜欢让顾客满意。你知道，我有很多年的回头客，多年过去了，他们一直对我们的沙发很满意。

您：工作做得很出色，是吧？

妈妈：是的。

您：如果不能再工作了，您会怎么样？

妈妈：我会很失落，感到一无所有。

您：我明白，工作才是最重要的。

妈妈：对。如果不工作，就要喝西北风了。

您：因此继续工作很重要。

妈妈：没错。

您：您做得很棒！

妈妈：谢谢，亲爱的，你也是。

——当您碰到很直接的问题，例如"你在这里做什么？"时，务必认真对待和回答，然后再进行探索，忽略是不尊重的行为。

但如果您面对的是一个现实的问题，如果回答可能会造成对峙的话（例如"现在几点？"），尝试寻找一种更具探索性的应对方式。通常，这些与迟到相关的话题与失落感或被抛下有很大关系。可能有更具诗意的表达方式："我年纪太大了，生活把我抛在后面。"

——您可以移动家具，给她旧的会计账簿，并向母亲征求建议，但请注意不要表现得像在玩游戏或演戏。最重要的是，认真对待她对于卓有成效和价值感的需求，这会让她感到更具有自我价值并满足她迫切的需求。专注于表达对母亲的尊重，珍惜她一生的经验。她一定会以积极的方式做出回应，你们会一起度过愉快的时光。

露易丝和汤姆

　　汤姆和我结婚很久了，准确地说是 36 年。当医生告诉我们汤姆患有阿尔茨海默病时，我简直不敢相信，感觉遭到了重击。我无法想象他会怎么样，我的丈夫汤姆只有 59 岁。我们俩因为他的健忘开了很多玩笑，但在我内心的某个地方已经意识到这个问题很严重。健康的人不会惊慌地在路边打电话过来，说他不记得上班的路，但这条路汤姆已经走了 21 年。我们和一个新的商业伙伴以及他的妻子共进晚餐时，他想不起自己孩子们的名字。我其实心里肯定早已经意识到这一点。

　　看到汤姆发生了那么多变化，我很难接受。由于工作能力下降，他的公司不得不辞退他。在家照顾两个孩子多年之后，我面临的一个问题是不得不重回职场。汤姆起初还能一个人待着，但后来我发现他很难做到这点。我们尝试了成人日托，但那里的人年纪太大了，简直太可怕了。我很幸运，有一位退休的邻居，他每天来和汤姆待一段时间。他们相处得很好。另一方面，我努力与他交谈，发现很难与他共处。他跟别人说我把他关起来，带走了他所有的东西。当我工作一天回到家，他一遍又一遍地问同样的问题："我的钥匙在哪里？""你对我的车做了什么？"他很生我的气，叫我离开他的房子。我一直告诉自己"我们会变好的"，但事实并非如此。变好就意味着汤姆每况愈下，甚至死亡。我不能这么想，这让我很不舒服；我希望能把我内心的所有情绪通通抛开。我一哭就停不下来！

一位朋友告诉我，她听说我们当地的一家养老院有一个互助小组。更棒的是，她知道我不愿意自己一个人去，于是亲自陪我一起去了。听听别人对认可疗法的看法以及认可疗法对家属的作用，这些都很有趣。我开始听进去，我也开始了解了他们所谈论的某些内容。当时我意识到，我才是负责让一切变好的那个人。我原本自然而然地认为，我必须让他、让孩子们甚至让每个人，包括我自己都变得更好。我开始懂得把"纠正"汤姆的想法抛开。我意识到，在纠正他的过程中，我试图占据"支配地位"，拼命想要战胜这种疾病。但结果是我无法消除它。我只能学会在他痛苦或愤怒时陪在他身边，接受他的这些情绪。这似乎是我所能做的一切。

几天后，我和汤姆一起去加油站。太可怕了！我发现他的驾驶能力在迅速消失。他花了很长时间才找到气泵，他什么都不懂了。他开始感到沮丧和愤怒。他下车开始大喊大叫，猛踢车子。大家都在看他。即使在这种情况下，我还是下了车，试图进行认可。我改述他说的话，模仿他的口吻和情绪。他开始冷静下来，看着我。我们回到车上后，汤姆开始哭泣，第一次告诉我他的感

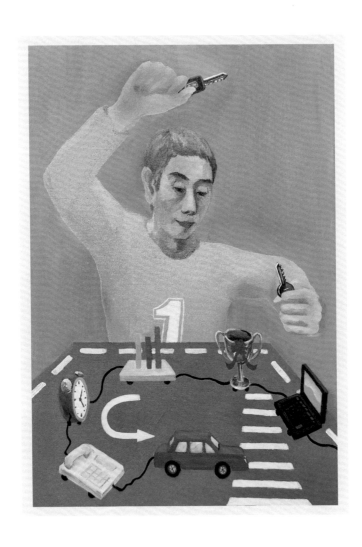

受。他告诉我他有多害怕，不能继续做他一直做的事情真是太糟糕了。我问他：什么时候你感到最糟糕？什么令你如此害怕？你什么时候感到不害怕？后来我们都感觉好多了。我觉得他能很轻松地告诉我所有这些事情。我什么也不用做，只需要倾听，然后尊重他。至少目前，我已经找到了与丈夫相处的方式。

每天一点点失去自己的丈夫

案例解读

我认为早发型阿尔茨海默病比晚发型更难应对。这是一个无法治愈的退行性过程，病情只会不断恶化。这是一件一开始就是特别残酷的事情，患者会敏锐地意识到自己的认知功能在丧失，有点像看着自己的身体从脚趾开始一点点往上瘫痪。看着您的丈夫经历这一过程，您却无法阻止它，这令人心碎。您不仅要照顾丈夫，而且要肩负起养家糊口的责任。这需要非凡的力量、适应性和勇气。

问题解读

正如露易丝在上述故事中发现的那样，您无法控制这种疾病，无法阻止它恶化。意识到这一点并想办法一点点接受这种失去，这一点非常重要。当愤怒、沮丧、痛苦和悲伤出现时，尽量不要否认它们，给它们腾出点空间。要认识到处理这一问题需要付出大量的精力。当您发现自己比平时更累时，请不要感到惊讶。

认可疗法的步骤

第一步：集中注意力，呼吸，放松身体中任何紧绷的肌肉。请记住：您的目标是找到与丈夫沟通的方式，并建立信任、亲密的关系。

第二步：观察您的丈夫，通过匹配法和镜像模仿法来培养同理心。

第三步：倾听丈夫说的话，探索当时当刻对他而言重要的事情。忘掉昨天发生的事情，也不用担心明天会怎样，关注眼前。

汤姆：你对我的车钥匙做了什么？

您：你上一次用车钥匙是什么时候？

汤姆：昨天。我把它们放在钥匙套里，现在不见了。

您：你还丢了其他东西吗？

汤姆：说起这个，我的一支很好用的笔，还有我的工作证也不见了。

您：你介意我试着找一下吗？

汤姆：不介意，那太好了。

您：（翻看各种西装外套的口袋）丢了这些东西真是要让人

发疯。

汤姆：你说得没错。似乎每次我把什么东西放下，它都能自己起身走开。

您：你现在最想念什么事情？

汤姆：每天全身心投入，把事情处理得井井有条。

您：你总是以处理好事情为豪。你还记得我们当时发生车祸的事吗？每个人都疯了，只有你依然保持冷静。

汤姆：对。我报了警，然后让每个人写一份声明，所以当警察来时，我们都安顿好了。

您：你真的很棒。

汤姆：你也很棒。现在没有你，我该怎么办？

您：你知道的，无论如何，我都爱你。

（两人拥抱）

——汤姆的案例涉及了很多不同的问题：他的身份认同感与有条理性和能够处理好问题联系在一起；汽车或汽车钥匙可能是男子气概的象征，如果他经常抱怨车丢了，他可能指的是"我怀念做一个男人的感觉"；丢了工作证、一支好用的笔和汽车的事实让他觉得无法工作是目前最困扰他的事情。他无法工作——这就是现实。但是，如果您可以想办法让他处理一些事情，或者提醒他，过去的他是怎么做的，帮助他重温过去，那么可能会减轻他的痛苦或沮丧。通过理解汤姆话中的潜在含义，您也许会对他更有同理心，并找到满足他身份需求的方法，而不是解决汽车钥匙的问题。

——给自己建立一套支持体系，不仅安排协调好各种问题（日托、居家或社区照护），而且要关注您自身的感受。您可以考虑加入一个与您有类似情况的互助小组。当地的阿尔茨海默协会是寻找可用资源的好地方。

——试着寻找一些积极的接触时刻，比如回忆过去或谈论他当下的感受。分享感受会让你们更加亲近，这是建立亲密感和构建联系的时刻。用同理心体会他的感受。拥抱、亲吻、温暖而充满爱意的眼神交流以及善意的谈话都是对双方很有帮助的小确幸。找回对丈夫爱的感觉将有助于减轻您的负担。

最后的一些建议

我多次谈到要关注患定向障碍亲人的需求和感受，把自己的需求和感受放在一边。我敢肯定，你们中的许多人会尖叫："那我呢？我的需求怎么办？"您不能一直以自己的需求和感受为第一位。要知道——您的需求很重要，把您的感受表达出来也很重要。您必须要照顾好自己，注重心理健康。由于患定向障碍的亲人无法满足这一需求，因此您需要找其他表达您需求的地方。

要求整天对患者进行认可是不可能的。选择好时间，积极倾听，发挥同理心，其他时间则努力维持尊重、正常的关系。

认可疗法不一定适用于所有患定向障碍的老年人或其家庭成员，也并非放之四海而皆准。它不是"灵丹妙药"。但是，它如果在一种情况中不起作用，也许在另一种情况中会有帮助。如果您始终发自内心地进行认可，保持尊重和关怀的态度，那么认可疗法是不会伤害您或您的亲人的，它是值得一试的！

附

录

认可疗法授权机构（AVO）专为家庭成员提供的各种认可项目和思路

家属互助小组——美国宾夕法尼亚州 Country Meadows 社区

对于那些因家人患阿尔茨海默病而感到恐惧，并与之进行斗争的家庭来说，他们很快会发现这种疾病不仅影响自己的亲人，还会影响所有关爱和照顾他们的人。这些家庭会经历一场漫长且痛苦的灾难之旅，其间伴随着沉重的失落和折磨。一旦亲人患上痴呆，您会有万箭穿心的感觉。眼看着自己照护的亲人神智日渐不清，您的情绪就像坐上了过山车，起伏不定。

认可疗法的学习内容通常与认可工作者的培训课程内容相同。互助小组成员也和认可疗法工作者一样学习认可疗法的基本知识、原则、理论和技巧。他们很快会成为一支紧密联系的队伍，相互理解度和信任感也会不断增强。尽管各自的生活和家庭情况不同，但每个人都会感受到深深的失落、悲伤、绝望、生气和愤怒，这样的感觉是共通的。

互助小组特别要关注以下六个方面。

集中注意力

集中注意力训练对家属而言至关重要。在大多数情况下，家属的情绪可能是一大主要障碍，强烈的情绪会影响每个人的同理心。

集中注意力训练要定期学习和练习，要鼓励和要求小组成员每天做集中注意力训练。集中注意力的关键点是帮助避免出现"措手不及"的情况，这可以让照护人员无论发生什么事情，都有所准备。这一概念可以帮助人们应对悲伤、难过、生气、喜悦、爱等情绪。

例如，一位成员的母亲可能在这一刻消极、平静，但下一刻又毫无预警地变得烦躁和怒气冲冲。她经常指责女儿偷拿她的钱和东西。在学习集中注意力技巧之前，这位女儿常常因母亲的言行举止而备感尴尬，受伤不已；但在学习集中注意力技巧之后，她学会了泰然处之，并帮助母亲消弭因失落而产生的愤怒情绪。

日记

笔纸间的艺术。日记并不是什么新鲜的概念，它一直并将继续是所有人倾诉心声的非常有效的工具。写作可以成为吐露内心痛苦和疑虑的渠道。

要求小组成员记录探望亲人的过程，包括所见所闻、他们的应对办法以及所使用的认可技巧。然后，他们需要理清自己在当时情景下的内心感受，记录这些感受和情景可以帮助他们以某种局外人的角度看待自己的感受。鼓励小组成员之间互相分享日记，这通常可以启发更多的讨论、见解和新观点。

角色扮演

角色扮演或情景表演是重现问题场景的一个关键要素，还有助于加深家属对当时情况的理解。大多数人从未站在别人的立场体会过对方的思想和感情，这是他们第一次设身处地体会他人的感受。通过角色扮演，他们可以透过别人的眼睛和耳朵体验别人的世界。许多互助小组成员坦言，无论是观看还是亲自表演，角色扮演这种方法都可以帮助他们培养"同理心"。他们能够触摸到别人隐藏在内心深处最原始的感受。角色扮演还使许多成员体会到或有效或无效的认可技巧的好处。

"您没法解决，那也没关系"

这是个很简单的概念，但对于家属和认可工作者来说，这可能是最难接受的想法之一。

我们所有人都已被"解决问题"的思维定式洗脑。我们习惯于相信，如果某个人或是某件事没有出现立竿见影的、积极的变化，那就是失败的。我们所有人都希望获得"这是我的功劳"的快感。

但是，当家人开始认识到老年人已经不属于"治愈我"的模式范围时，他们会真正放手去做一些不可思议的事情。他们将接受一个人的需求、欲望、梦想、伤害、恐惧等，而不一定非要想办法去改变或解决。有时最简单的事情反而最难做。有必要把成功重新定义为能够感知他人的灵魂片刻，最后报之以微笑、歌声、触摸、舞蹈，或仅仅说一句："我能再来跟您说说话吗？"建立联系的那一刻就表明成功了，因为这意味着您进入了他们的世界。

同理心

培养同理心并不像我们许多人想象的那么容易。

对于家庭成员来说，创造生命本身可能不是难事。但数年、数十年甚至数百年的"家长里短"常常可能会破坏所有良苦用心。年轻时担任的角色，经历的纷争再次浮现，影响成年后的世界观和行为——这是一种很令人惊讶的现象。

尽管帮助家属培养同理心是一大挑战，但这是很值得的。家庭成员需要做的第一件事就是不要妄加评判。他们要认识到，同理心并不是评判他人的需求、情感和现状，而是对他们感同身受。对于家庭成员而言，当他们开始碰触到原本舍弃的感受时，才是艰辛的开始。

在这一过程中，小组成员的见解、观点和建议非常有用。当人们意识到家家有本难念的经时，他们会开始懂得，"完美的家庭"只存在于电视里。就像老年人一样，只要家人可以表达自己的感受且得到积极的倾听，难受的情绪就会慢慢消退。家庭成员会慢慢习惯只把亲人的感受放在心里一会儿。接下来将不再有批评，取而代之的是理解。他们会更有力量和勇气学会设身处地理解他人的感受。

参加认可疗法互助小组会带来许多好处，其中最有益的是为新家庭成员制订指导计划。

接受过认可疗法培训的导师可能会对新成员产生巨大影响。导师既是守护者，又是知己，帮助新家庭成员渡过照顾痴呆亲人的泥潭。新的家庭成员与导师之间会有认同感，因为导师也有过相同的经历。他们有着共同的经验——亲人患上了痴呆。导师会向新的家庭成员证明，生活不仅仅只有痛苦。导师是证明认可疗法理念需要大家认真对待的有力模范。在不同小组会议期间，患者家庭可以向导师针对不同的想法和所遇到的问题寻求帮助。当家庭成员在接受新思维和摒弃旧观念之间犹豫不决时，导师可以指点迷津。在年老和痴呆这条必经之路上，亲情会受到影响，而导师就是亲情重建的塑造者。

认可疗法中心提供的多种支持计划（LVIM）

情况介绍

德国目前约有 120 万—160 万人患有某种形式的痴呆，其中 80% 生活在自己家中。通常，痴呆患者所需的关注、护理和监管工作量极大。在许多情况下，家庭照护者在照料一段时间后会发现自己处于承受力的极限，不仅精疲力竭，甚至连自己都要生病了。Landesverein für Innere Mission in der Pfalz e.V. 针对家庭照护者开发了一系列项目，提供信息和培训。这些计划可以让家庭照护者和患定向障碍的亲人松一口气，缓解压力并提升家庭生活质量。

1. 热线电话

LVIM 设立了热线电话，通过认可疗法为定向障碍老年人提供专业协助，满足这方面日益增长的需求。自 2004 年 7 月以来，当地服务定向障碍老年人或客户的专业人士和非专业人士可以在紧急情况下致电寻求建议，并获得持证认可疗法工作者的帮助。

2. 家访

在与家庭照护者深入交谈并收集信息之后，持证认可疗法工作者会进行家访，并使用认可疗法与定向障碍老人进行沟通。家访既可以每日，也可以仅在紧急情况下进行。若还需要在家中继续实施认可，还可以安排工作者进行多次家访。持证认可小组工作者在家访时会与家庭照护者讨论病情，并指导他们如何与定向障碍老年人进行认可互动。

3. 为期三天的家庭照护者研讨会

参加该研讨会的参与者是定向障碍老年人的照护者以及愿意与之建立新互动体验的人。研讨会的内容主要包括以下几个方面：

- 介绍认可疗法的基本理念；
- 解释高龄老人出现定向障碍的原因；
- 内奥米·费尔提出的人生解决阶段；
- 改变人们对老年人的看法；
- 找到自己的舒适区；
- 有关进一步培训的信息和可用文献。

4. 家庭照护者互动技巧培训

尽管经验丰富的持证认可疗法工作者会在日托中心或养老院对定向障碍老年人进行认可疗法服务，家庭照护者也可以接受认可疗法培训。他们可以与研讨会负责人讨论实际情况并进行实践。研讨会负责人（即持证认可疗法教师或认可疗法小组组长）

可指导家庭照护者如何与其定向障碍亲人进行互动。研讨会上将
展示个人认可疗法和小组认可疗法。家庭照护者会学到针对个人
日常情况的应对策略以及提高幸福感的方法。

家庭照护者认可疗法课程

在一些国家，持证认可疗法教师会为家庭照护者提供特殊课
程，主要学习针对居家生活的定向障碍老年人实施认可疗法的要
点。建议该课程的所有学习者参加为期一两天的认可疗法入门讲
习班，可对这一方法有基本了解。后续再参加每月的会议，每次
大约两小时。每次会议的基本框架都是一样的，如下：

● 开场问候，整理议题清单；

● 学习不同的集中注意力训练法；

● 讨论和实践的主题（适当时可进行训练）。

主题示例：如何从认可疗法的角度看问题，寻找合适的距离，
判断哪些是有效或无效的做法；区分认可和转移注意力、说谎、
以现实为导向和其他应对方式之间的区别；了解什么是定向障
碍、痴呆；认识认可疗法的重要原则（这些对家庭照护者来说实
用且有用）；掌握可在家中使用的特定认可技巧。

● 休息时间；

● 交流经验，寻找会议开始时提出问题的解决方案。

家庭辅导——奥地利模式

奥地利认可疗法机构提供了愿意且能够去家庭照护者家里提供协助的持证认可疗法工作者名单。家庭照护者可直接与认可疗法工作者联系。无论是正常情况还是危机时刻，认可工作者都可以深入家中对定向障碍老人进行认可沟通。这种帮助可长期进行，也可在有限时间内提供帮助。持证认可疗法工作者会到家中与家庭照护者讨论病情，并指导他们如何与定向障碍老年人进行认可互动。

此类举措对于家庭照护者而言至关重要，应在每个国家、每个地区以及任何需要非专业人士在家中照护定向障碍老人的地方进行推广。下列专门为家庭照护者提供相对简短的认可疗法概述，可以作为实践灵感和支持的来源。希望本书的这一部分内容会随着时间的推移而不断扩展丰富。

面向家庭照护者的认可疗法概述

认可疗法是一种与定向障碍患者交流的方法，他们大多被诊断为阿尔茨海默病型痴呆。该疗法是美国社会工作者内奥米·费尔在 1982 年首次提出的。

认可疗法并不是要设法让定向障碍老人状况得到改善，而是让身为照护者的我们通过改变自我，接受他人的现实情况。我们可以通过关怀和同理心重建关系或以新的方式建立联系，这会使我们和患定向障碍的亲人更加轻松自在。

对于家庭成员而言，要照顾患有定向障碍的亲人十分辛劳，很大程度上也是一种心理挑战。挫折、愤怒、悲伤、痛苦和失落可能成为日常经历。为了减轻负担，从事这项工作的人可以采取以下做法：

- 认识并尊重自己的感受；
- 认可定向障碍亲人的感受和需求，因为他们与您的感受截然不同；
- 学习如何在认可过程中暂时抛开自己的感受、评判和担忧；

- 学习如何仔细观察亲人，并从中获取探索他们个人现实世界所需要的线索；
- 建立一套支持体系，让您可以表达自己的情感、分享经验和获取新想法。

认可疗法工作者会接受患者当时当刻的状态，而不是试图改变他们。不要期望患了定向障碍的亲人会变回"正常"状态，他们已经无法回到过去的状态。接受他们的现状很难，因为从某种意义上说，这意味着要与您的亲人说再见。

许多家庭成员认为，让定向障碍患者"回到现实"是更好的做法。实际并非如此。想想这对您所爱的人意味着什么——在我们所谓的现实中，她几乎毫无价值，不太中用，没有权威或尊严。现实中没有什么事情值得让她牢牢把握，而过去的力量却很强大。老人的需求与年轻人的不同，我们认为重要的事情对她来说不一定重要。对她来说，她生活中的其他事情和时光也许更重要，只有往事才能触动她的情感。多年来隐藏的事情最终浮出水面，叫嚣着要她关注。她之所以要表达出来是因为隐藏会使她受伤，因此帮助她的最好方法是让她尽情发泄。

定向不良、时间混乱、重复性动作和植物状态是解决的四个阶段，它们体现了老人逃避当下、逃避周遭、逃避正在发生的事和所在环境的过程。这是一种生存机制，与解决、退缩、重温、释怀密切相关，而我们的现实几乎无法满足这些需求。实际上，我们的很多现实因素恰好迫使定向障碍老年人进一步退缩封闭。

实施认可疗法要点

集中注意力

观察

找到合适的距离

寻找同理心

使用恰当的语言技巧

使用开放式问题：谁、什么、哪里、何时或如何；

使用关键词改述对方的话；

问极端问题；

回忆过去；

寻找熟悉的应对机制；

使用偏好的感觉。

使用恰当的非语言技巧

镜像模仿；

真诚的眼神交流；

触摸和特定触摸；

清晰、温和的语音语调；

观察并匹配对方的情绪，带着这种情绪说话；

模糊法；

将行为与需求联系起来；

音乐和唱歌。

在积极的氛围中结束对话

集中注意力训练

集中注意力训练的目的是要达到开放和机敏的状态。您要抛开自己的想法和感受，培养同理心，准备进入定向障碍老人的世界。每次训练都是一次有人引领的想象，您可以通过发挥想象力来改变自己的身心状态。

以下所有训练需要您双脚站立或坐着，脚张开与肩同宽，平放在地板上，有高跟鞋的话就把它们脱掉，确保您可以感觉到地板就在脚下。闭上眼睛，用腹部深呼吸，放松。不要用力呼吸。感受气息穿过您的身体，放松您的肌肉，尤其是那些紧绷的部位——肩膀、手、脸、肚子、脖子。当您感到轻松时，您的呼吸会均匀而深沉，这样就可以开始集中注意力训练了。

颜色集中注意力法

幻想一种可以给您带来良好感觉的颜色。这种良好的感觉指的是力量感、开放感，无所不能之感。

想象一下，周围的空气都是这种颜色，因此每次呼吸时，您都会将这种颜色呼入体内。每次吸气时，这种充满能量的颜色会充满您的身体。呼气时，这种颜色散布在身体内部，让开放感和机敏感充盈您的身体。这种颜色会随着每次呼吸而变得更深。您的心灵之眼能看到它从您的躯干沿着腿部散布到脚部和每个脚趾。

下一次呼吸时，它又沿着您的肩膀、手臂和双手慢慢充满每个指尖。再一次呼吸，它便来到您的头部。此时想象一下，这个颜色充斥着您的身体，随着每次呼吸而变得更鲜艳。当您感觉这个颜色已经达到最浓烈的程度时，回到当下，睁开眼睛。

触摸集中注意力法

开始训练之前，请选择一种可以"锚定"自己的触摸方式。锚定（在这种情况下）是指心理状态与身体感觉之间的一种联系、一种纽带——因此，每次触摸时，都会唤醒这种心理状态。我"锚定"的方法是用左手握住右手，使拇指触碰掌心内侧。有些人会选择交叉双臂，手指触摸肘部；还有些人会轻轻捏住耳垂。选择一种对您来说特别有用的触摸方式，使自己无论在任何地方都可以怡然自得地去做。

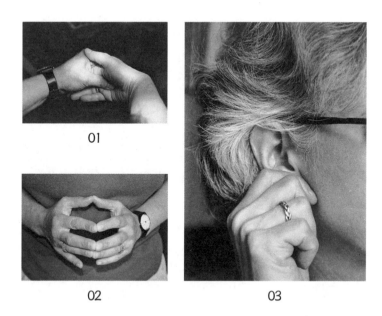

01

02

03

　　一旦让自己安静下来，呼吸变得均匀而深沉后，想象自己置身于一种美妙的境地。选择一个能让您感到强大、开放和机敏的真实的场景。感觉自己能应对一切，处于最佳的、无所不能的状态。想象一下那个场景以及场景中的所见所闻。看看周围的环境，听听周围的声音，感知它们。这个环境是温暖的还是凉爽的？有风在吹还是万籁俱寂？感受自己的心有多开放。当这种感觉达到顶峰时，使用您选择的触摸方式，用力按住，再数到10，然后原地放松。准备好后，回到当下，睁开眼睛。

声音集中注意力法

想象有一种声音或音乐能给您带来拓展的力量、拥抱智慧的感觉。它可以是人的声音、大自然的声音或特殊的音乐。倾听这个想象中的声音。想象这个声音，适应它，感受它给您带来的感受。听听它如何在您的体内产生共鸣，让自己与它协调。感受来自您内在的力量，感觉自己正在开拓新的可能性。您已准备好处理自己所遇到的一切事情，您是如此清醒。准备好后，回到当下，睁开眼睛。

每种训练都与一种偏好的感觉有关：听觉、视觉或动觉。选择一个最能引起您共鸣的感觉，每天练习约5分钟。大约一周后，您会发现训练渐入佳境：您能够让自己集中注意力，且很快就感觉到自己游刃有余。这种训练对您应对日常生活中的任何性质的压力都将非常有用。

认可疗法参考资料和阿尔茨海默病相关资源

认可疗法培训学院和认可疗法授权机构名单

认可疗法培训学院

Validation Training Institute，Inc.

地址：P.O. Box 871，Pleasant Hill，OR 97455

联系人：Vicki de Klerk-Rubin

邮箱：vdeklerk@vfvalidation.org

网址：vfvalidation.org

认可疗法授权机构名单

Austria 奥地利

Validation Academy

地址：Ausbildungszentrum des Wiener Roten Kreuzes

联系人：Karin Eder

邮箱：karin.eder@wrk.at

电话：(43) (1) 79 580 6300

Samariterbund Linz

地址：Reindlstraße 24，4040 Linz

邮箱：avo@asb.or.at

电话：(43) (732) 736466-0

For Kärten inca and kompetenz OG

地址：Mösslacherstrasse 26/2 9220 Velden am Wörthersee，Austria

联系人：Franz Bergmann

联系人：Sigrid Kronhofer

邮箱：nca@inca-kompetenz.at

电话：(43) (664) 12 53 167

Caritas Pflege Wien

地址：Albrechtskreithgasse 19-21 1060 Vienna，Austria

联系人：Michael Huber

邮箱：michael.huber@caritas-wien.at

邮箱：validation@caritas-wien.at

电话：(43) (664) 842 9316

Belgium 比利时

Rhapsodie

地址：788 Chaussée de Waterloo 1180 BRUSSEL

联系人：Didier Barbieux

邮箱：info@rhapsodie.be

电话：(32) (2) 372 2351

网址：www.rhapsodie.be

China 中国

椿萱茂

地址：北京市朝阳区双桥东路 9 号院西区 23 号楼

联系人：聂永慧

邮箱：nieyh@sinooceangroup.com

电话：+86 400 086 3377

网址：www.chunxuanmao.com

France 法国

Reims Insitut de formation M&R

地址：5，rue des 3 Piliers 51100 Reims France

联系人：Kathia Munsch

邮箱：contact@vfvalidation.fr

电话：03 26 87 20 88

网址：www.vfvalidation.fr

Plumont Association pour la Promotion de la Validation auprès des Personnes Agées (APVAPA)

地　址：Secretariat：Gwendoline BERNARD，22 rue de Plumont，39100 DOLE，FRANCE

电话：00 33 (0)6 32 59 66 30

联系人：Anick Martin，President

邮箱：apvapa@yahoo.fr

电话：(33) (383) 27 83 16

网址：www.apvapa.org

Germany 德国

Bereich Hospiz und Palliative Geriatrie/ Kompetenzzentrum Palliative Geriatrie Unionhilfswerk Senioren-Einrichtungen gGmbH

地址：Richard-Sorge-Strasse 21A 10249 Berlin

联系人：Dirk Müller

邮箱：dirk.muelle@unionhilfswerk.de

电话：+49 30 422 65833

Saarland，Rheinland-Pfalz，Hessen，Thüringen Diakonissen Speyer – Autorisiertes Zentrum für Validation

地址：Autorisiertes Zentrum für Validation，Seniorenzentrum Bürgerspital，Weinstraße 80 67157 Wachenheim，Germany

联系人：Hedwig Neu

邮箱：validation@diakonissen.de

电话：(49) 6322 9423-730

网址：www.diakonissen.de

Niedersachsen，Sachsen-Anhalt，Schleswig Holstein，Bremen，
Hamburg AVO PflegeImpulse GmbH

地址：Ausser der Schleifmühle 36 28203 Bremen Germany

联系人：Heidrun Tegeler

邮箱：h.tegeler@paritaet-bremen.de

电话：0421/ 40 89 61 65 0

网址：www.pflegeimpulse.de

Israel 以色列

Jerusalem JDC Israel Eshel

地址：POB 3489 Jerusalem，Israel

联系人：Arit Lak

邮箱：AritL@jdc.org

电话：972 733 722 044

网址：www.eshelnet.org.il

Italy 意大利

AVO EnAIP Friuli Venezia Giulia

地址：Ente ACLI Istruzione Professionale Friuli Venezia Giulia Via dell' Istria，57 34137 Trieste，Italy

联系人：Raffaella Miceli

邮箱：direzione@enaip.fvg.it

电话：+39 (0)432 693611

AVO Piccole Cose

地址：Via IV Novembre 87 24029 Vertova (Bergamo) Italia

联系人：Mirko Mingrone

联系人：Erika Ongaro

邮箱：huruhuru@hotmail.it

邮箱：info@erikaongaro.com

电话：+39-3495435102

电话：+39-3348156720

AGAPE AVO

地址：Via P. di Bismantova n.22 20070 (MI)

联系人：Marco Benetti

联系人：Cinzia Siviero

邮箱：amministrazione.validation@gmail.com

邮箱：c.siviero.validation@gmail.com

网址：http：//www.metodovalidation.it

Baria Associazione Alzheimer Bari ONLUS

地　址：L.go Ciaia，3-70125 Bari (BA) Main Office：Via Papa Benedetto XII N. 21-7012 Baria (BA) Italia

联系人：Giuseppina Carrubba

邮箱：giusy.carrubba74@gmail.com

邮箱：validationbari@gmail.com

电话：+390805563647

电话：+393205722320

Japan 日本

Validation Teachers Association

地址：General Incorporated Association Satsumasuta 17-8 Kokubufuchucho Kirishima City Kagoshima Prefecture

邮箱：roman.nishi@chorus.ocn.ne.jp

电话：(81) 995 48-8877

Spain 西班牙

Asociación Relay

地址：Carrer Pou，38 Átic 2 08016 Barcelona，Spain

联系人：Carol Westerman

邮箱：westerman.carol@gmail.com

邮箱：asociacionrelay@gmail.com

电话：(34) 629 139 766

网址：www.asociacionrelay.org

Sweden 瑞典

联系人：Maria Hedman

邮箱：maria.hedman@karlskoga.se

Switzerland 瑞士

意大利语区：

VASI (Associazione Validation Svizzera Italiana)

地址：Via Rierna 11 6744 Personico (TI) Svizzera

联系人：Heidi Bontadelli

邮箱：vasi@metodovalidation.ch

电话：+ 41 78 788 18 81

德语区：

Adullam Stiftung Spital and Pflegezentren

地址：Mittlere Strasse 15 CH 4056 Basel

联系人：Madlen Richter

邮箱：m.richter@adullam.ch

电话：+41 61 266 9323

网址：validation-feil-schweiz.ch

法语区：

Fédération romande de l' animation socioculturelle

地址：Maladière 4 1205 Genève

联系人：Danièle Warynski

邮箱：formation@federanim.ch

电话：+41 22 321 0143

United States 美国

Virginia Sunrise Senior Living Inc

地址：7900 Westpark Drive McLean，VA 22102

联系人：Rita AltmanLori Aldridge

邮箱：Rita.Altman@sunriseseniorliving.com

邮箱：Lori.Aldridge@sunriseseniorliving.com

电话：(703) 854-0541

Minnesota，Ohio and Arizona Volunteers of America National
Services

地址：7530 Market Place Drive Eden Prairie，MN 55344

联系人：David Nilson

邮箱：dnilson@voa.org

电话：612-616-0357

网址：voa.org

Pennsylvania Country Meadows Retirement Communities

地址：830 Cherry Drive Hershey，PA 17033 USA

联系人：Steve Klotz

邮箱：SKlotz@countrymeadows.com

电话：(717) 533-2474

阿尔茨海默病相关资料

国际阿尔茨海默病协会

（Alzheimer's Disease International，ADI）

www.alzint.org

中国老年保健协会阿尔茨海默病分会

（Alzheimer's Disease Chinese，ADC）

www.adc.org.cn

椿萱茂

（Senior Living L'Amore，SLL）

www.chunxuanmao.com

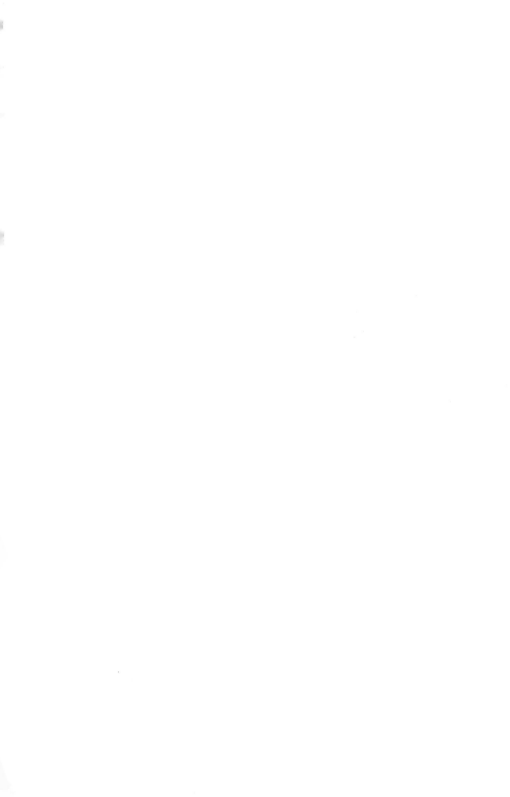